循環補助装置
The first step
― 麻酔科医とMEの役割 ―

監修：**坂本篤裕** 日本医科大学大学院教授
編集：**金　徹** 日本医科大学千葉北総病院講師

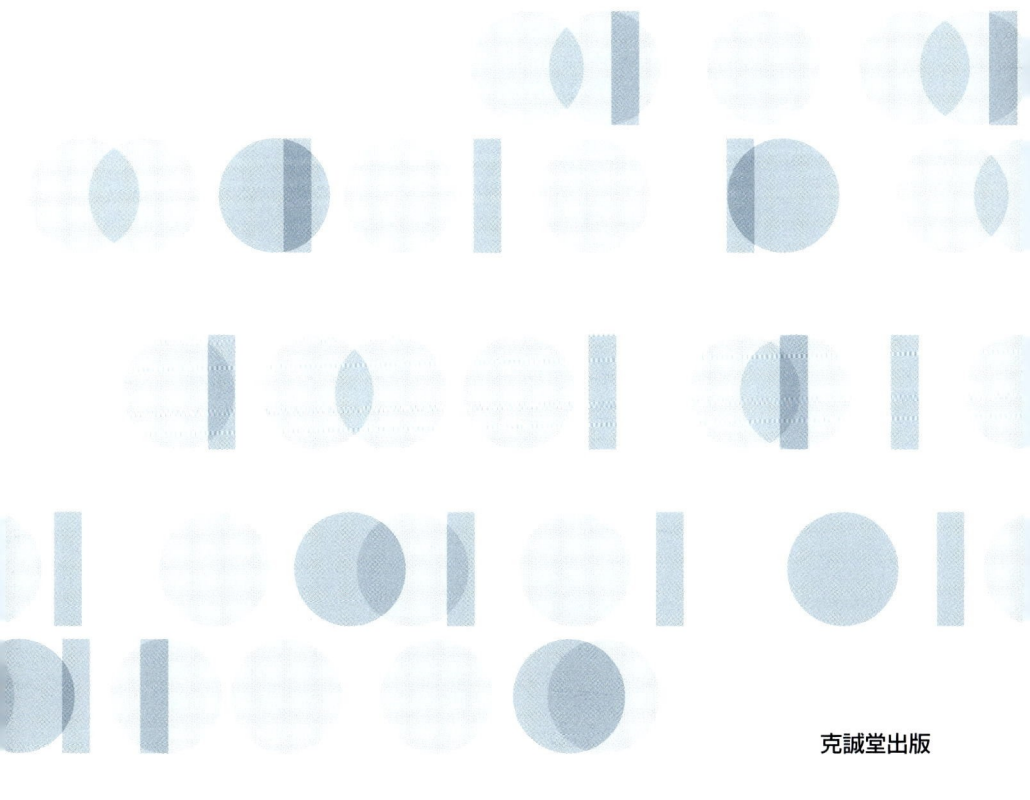

克誠堂出版

執筆者一覧

監 修

坂本篤裕…………日本医科大学大学院疼痛制御麻酔科学分野教授

編 集

金　　徹…………日本医科大学千葉北総病院麻酔科講師

執筆者

金　　徹…………日本医科大学千葉北総病院麻酔科

鈴木　健一…………日本医科大学付属病院ME部

小林　克也…………日本医科大学付属病院集中治療室

青景　聡之…………日本医科大学付属病院集中治療室

竹田　晋浩…………日本医科大学付属病院集中治療室

鈴木　亮…………日本医科大学千葉北総病院ME部

堀江　格…………日本医科大学付属病院循環器内科

宮内　靖史…………日本医科大学付属病院循環器内科

本郷　卓…………日本医科大学付属病院麻酔科

河原　裕泰…………日本医科大学付属病院麻酔科

佐藤　千代…………東京臨海病院麻酔科

杖下　隆哉…………日本医科大学付属病院麻酔科

鈴木　規仁…………日本医科大学付属病院麻酔科

古市結富子…………榊原記念病院麻酔科

小泉有美馨…………海老名総合病院麻酔科

中里　桂子…………榊原記念病院麻酔科

【執筆順】

監修者序文

 このたび克誠堂出版より，第一線で活躍中の麻酔科医と臨床工学技士が，周術期を中心とした循環補助装置に関する著書を刊行することとなった。あらゆる装置につき，豊富な経験を基に実際に臨床現場で役立つ内容がよく纏められている。

 現在の医療はチーム医療であり，安全で効率的な運営のためには，業務のシステム化，適切な業務分担と円滑な合同管理が重要である。本書で取り上げている循環補助装置は，麻酔科医と臨床工学技士が中心となり，安全かつ効率的に運用するチーム医療の典型例であろう。実際にスタッフや研修医，さらには臨床工学技士を含めたパラメディカルへの指導を行う立場からみると，効率的かつ確実な教育と安全かつ有効な患者治療のためには2つの試みが必要となる。第一は，技術・技能の変遷を認識し，現時点で最も確実かつ安全な基準の確立である。第二は，実際の臨床経験，教育経験を基にエビデンスを積み上げ，臨床上のピットフォールを広く知らしめ，今後の方向性を示すことである。本書はこの目的を満たすべく企画されており，従来の教科書とは異なり，循環補助装置の目的・適応，作動原理，操作方法，作動中のモニタリングから運営上の各職種の役割まで平易に解説されている。さらに，臨床現場での実際の問題点が明快に示され，この領域における短時間の習得が可能であるとともに，教科書としても使いやすい内容となっている。

 新たに循環補助装置を学び手技を習得しようとする，あるいはその教育をはじめる麻酔科医・臨床工学技士のみならず，研修医，非専門科医，また，チーム医療に参画する多くの医療従事者が，本書によりその精髄を感得し，知識・技能，管理・運営，使用環境整備を習得する澪づくしとなることを願うものである。

2013年1月
日本医科大学大学院
疼痛制御麻酔科学分野教授
坂本　篤裕

編集者序文

　補助循環は時代と共に保守・点検・操作に高度の専門性を要するものとなり，麻酔科医に要求されるものも専門性が高くなってきた。これに伴い臨床工学技士が麻酔科医の日常臨床業務に欠くことの出来ない重要なパートナーとなったのは必然である。本書の目的は「循環補助」が必要とされる状況下で麻酔科医がその役割を果たすための基礎的な知識を提供すること，そして臨床に携わる者同士が知識を共有する意識あるいは連携の重要性を知ってもらうことであり，ME部の協力を得ながら編集した。

　本書の編集においては，1) より現場に近い視点から記述し，2) 現場で必要なものを提供するよう心がけた。特に麻酔科医が携わるデバイスが網羅されるべくペースメーカの項目を作り，その基本的な知識と共に実践的な事項を取り入れた。日本医科大学集中治療室で積極的に行われているECMOに関してはその独自の特徴に触れた。

　また，デバイスとともに必要なモニタリングについても取り上げた。モニタリングは麻酔科医の視点から重要なポイントをまとめてある。これにより，デバイスを扱うためのモニタリングの見方と使い方が習得出来ることを期待している。

　麻酔科医の視点から必要とされる「循環補助」に関するデバイスが取り上げられている点，各診療部門との連携に重点が置かれていることが本書の特徴であり，臨床での循環補助をめぐる連携の役に立つことを願ってやまない。

　以上の作業は本学大学院教授の坂本篤裕先生のご指導をいただきながら行った。幅広い内容を網羅し，簡便にまとめることが出来たのは一重に坂本先生の力によるものである。この場を借りて深甚なる謝意を表したいと思います。

　最後になりましたが，遅々として進まなかった私の編集作業に辛抱強くお付き合いいただいた克誠堂出版の関貴子氏の忍耐に感謝致します。

2013年1月

日本医科大学千葉北総病院

麻酔科講師

金　徹

目次

1. 循環補助装置作動時の麻酔科医の役割／金　徹 ……………………… 1

2. 循環補助装置作動時のMEの役割／鈴木　健一 …………………… 11

3. 循環補助装置

1. 大動脈内バルーンパンピング

目的・目標／金　徹 ………………………………………………… 17

作動原理／鈴木　健一 ……………………………………………… 19

操作方法／鈴木　健一 ……………………………………………… 24

作動時の注意点／鈴木　健一 ……………………………………… 39

2. 経皮的心肺補助／体外膜型肺

目的・目標／金　徹 ………………………………………………… 46

作動原理／鈴木　健一 ……………………………………………… 50

操作方法／鈴木　健一 ……………………………………………… 53

作動時の注意点／鈴木　健一 ……………………………………… 63

日本医大式ECMO system

／鈴木　健一・小林　克也・青景　聡之・竹田　晋浩 ……… 67

3. 人工心肺

目的・目標／金　徹 ………………………………………………… 73

作動原理／鈴木　健一 ……………………………………………… 75

操作方法／鈴木　健一 ……………………………………………… 81

作動時の注意点／鈴木　健一・鈴木　亮・金　徹 ……………… 85

4. ペースメーカ

目的・目標／堀江　格・宮内　靖史 ……………………………… 89

　　　　作動原理／堀江　格・宮内　靖史 ……………………………………… 97
　　　　操作方法／鈴木　健一 …………………………………………………… 103
　　　　作動時の注意点／鈴木　健一 …………………………………………… 122
　5. 適応と禁忌
　　　　／鈴木　健一・小林　克也・青景　聡之・金　徹・竹田　晋浩 ……… 137

4. モニタリング装置
　1. 心電図／本郷　卓 ………………………………………………………… 143
　2. 動脈圧／河原　裕泰 ……………………………………………………… 148
　3. 経皮的動脈血酸素飽和度／佐藤　千代 ………………………………… 157
　4. 経皮的動脈血ヘモグロビン濃度／杖下　隆哉 ………………………… 164
　5. 中心静脈血酸素飽和度／鈴木　規仁 …………………………………… 170
　6. 肺動脈カテーテル／古市　結富子 ……………………………………… 175
　7. 経食道心エコー／小林　克也 …………………………………………… 190
　8. Bispectral index（BIS）モニター／小泉　有美馨 ……………………… 194

5. 麻酔科医とMEの連携／金　徹 ……………………………………… 199

座談会 ………………………………………………………………………… 203
索引 …………………………………………………………………………… 223

1 循環補助装置作動時の麻酔科医の役割

はじめに

われわれ麻酔科医はさまざまな機器に囲まれて麻酔をしている。心電図計やパルスオキシメータ，自動血圧計，筋弛緩モニターなどがあり，近年にはBISやEntropyなどの麻酔深度モニターが加わってきた。いずれもモニタリング機器である。これらとは別に周術期にわれわれが気を留めなければならないものに大動脈バルーンパンピングや経皮的心肺補助装置などの補助循環がある。これらは言うまでもなくモニタリング機器ではなく積極的に循環動態に介入する装置である。麻酔科医が循環動態に介入する手段は主として薬物投与と循環血液量の管理，呼吸管理である。これに補助循環を加えることも可能である。本稿ではその操作方法ではなく，その作動時に麻酔科医が考慮すべきことに焦点を当てる。

1. 補助循環とは

補助循環とは不全心を機械的に補助する手段の総称で，その目的は不全心の負荷を軽減するとともに全身循環を維持することによって続発する臓器障害を防止することにある[1]。主たる装置は大動脈内バルーンパンピング（intra-aortic balloon pumping：IABP）と経皮的心肺補助（percutaneous cardiopulmonary support：PCPS）であり，さらに左心補助装置（left ventricular assist device：LVAD）と右心室補助装置（right ventricular assist device：RVAD）がある。

日常的に多く使用されるのは前二者であり，後二者に接する麻酔科医は少ないと思われる。本稿では，麻酔科医が接する頻度が低いという理由で後二者はとりあげない。補助人工心臓である後二者は，IABPやPCPSでもコントロールのできない重症心不全に対して，あるいは心臓移植までの"橋渡し"として使用される。装着には開胸を必要とし，手術室における麻酔科医の役割は装着

時あるいは離脱時の麻酔管理であることが多い。装着下の管理に麻酔科医がかかわるのは集中治療室における場合であろう。

　通例では"補助循環"と言うべきところをあえて本書で"循環補助"と言う言葉を使ったのはペースメーカを加えたからである。

2. 酸素供給

　さて，麻酔科医は循環維持に努める。それは生体への酸素供給が目的である。まず酸素供給について基本的なことを確認する。

　われわれの周術期の役割は端的に言えば生命維持である（もちろん，麻酔の要素として無痛・無意識・無動は必要である）。そして生命維持に不可欠なものはミトコンドリアにおける酸化的リン酸化である。これにより生命維持に必須であるアデノシン三リン酸（adenosine triphosphate：ATP）が合成される。この際に酸素が欠かせない。ここに"呼吸"の重要な意味がある。極端な言い方をすれば，麻酔科医の重要な役割の一つが全身の細胞のミトコンドリアにおいて生命維持に必須であるATPが合成できるようにすることである。

　したがって，ミトコンドリアの機能維持をモニタリングしながら周術期管理を行うのが理想である。しかしこれは臨床的に不可能である。ミトコンドリアが酸素を使っているか否かを直接的に知ることはできない。次善の方法として個体全体の酸素消費量をモニタリングすることが可能である。酸素消費量は次式で求めることができる。

$$V_{O_2} = CO \times (Ca_{O_2} - C\bar{v}_{O_2})$$

$$Ca_{O_2} = 1.36 \times Hb \times Sa_{O_2} + 0.003\, Pa_{O_2}$$

（係数は1.34−1.39まで幅がある）

（V_{O_2}：酸素消費，CO：心拍出量，Ca_{O_2}：動脈血酸素含量，$C\bar{v}_{O_2}$：混合静脈血酸素含量，Hb：ヘモグロビン濃度，Sa_{O_2}：動脈血酸素飽和度，Pa_{O_2}：動脈血酸素分圧）

　これならば周術期のモニタリングが可能であるが，やや実戦的ではない。そこで酸素消費量と酸素供給量の関係に注目する。酸素消費量と酸素供給量に

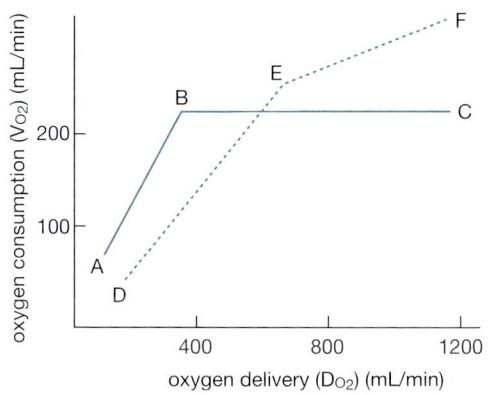

図1 酸素供給量と酸素消費量の関係
実線は通常の状態を示し,破線は重症患者のものを示す. B は critical D_{O_2} と呼ばれ,酸素抽出率が最大となるところである. C から B までは酸素供給量が減少しても酸素抽出率の上昇で代償して酸素消費量をまかなうことができる. ここにおける酸素抽出率は 60-70％と考えられている. 酸素抽出率は各組織,臓器で異なるため,この図は概念図としてとらえるべきである. 重症患者,特に sepsis の患者においては組織における酸素抽出能の低下により, AB の傾きは DE のようになる. 酸素消費量は供給量に依存する程度が大きくなり, BC のようなプラトーは見られず, EF のようになる.
(Leach RM, Treacher DF. The pulmonary physician in critical care＊2：oxygen delivery and consumption in the critically ill. Thorax 2002；57：170-7より引用)

は図1のような関係があることが知られている[2]. この図から酸素供給量を一定以上に保っていれば酸素消費量を維持できることが分かる.

酸素供給量は次式で求めることができる.

$D_{O_2} = CO \times Ca_{O_2}$

(D_{O_2}：酸素供給量)

酸素消費量と酸素供給量の計算式の大きな違いは混合静脈血を必要とするか否かにある. 酸素消費量を算出するためには動脈血と混合静脈血が必要であるが, 酸素供給量は動脈血のみでよいので比較的算出が容易である. よって, 酸素供給量をモニタリングし, 酸素消費量をまかなえるだけの十分な酸素供給を確保するほうが実戦的である.

上記式から分かるように, 酸素供給量は心拍出量と酸素含量に規定される. そして酸素含量はヘモグロビン濃度と動脈血酸素飽和度に大きく依存し, 動脈

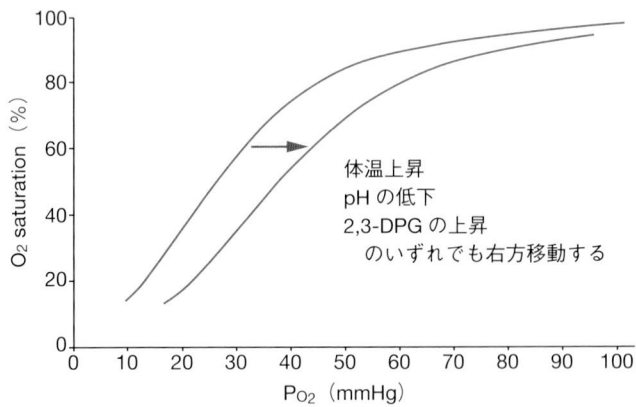

図2　酸素解離曲線
2,3-DPG：2,3 diphosphoglycerate

血酸素分圧の寄与する程度は小さい。したがって，酸素供給量を適切に維持するためには心拍出量，ヘモグロビン濃度，動脈血酸素飽和度を適切に維持すればよいことが分かる。これはまさに麻酔管理において日常的に注意していることである。この3項目を管理することにより酸素供給量が維持され，最終的にはミトコンドリアの機能維持が最低限保証されることになる。

さらに末梢循環のことを考慮しなければならないので，pH，体温などの管理が重要になってくる。pHが正常範囲になければ酸素解離曲線が右方，あるいは左方偏移してしまい末梢組織におけるヘモグロビンからの酸素の放出がうまくいかなくなる（図2）。酸素解離曲線に注目すればpH以外に，体温と2,3-DPG（2,3 diphosphoglycerate：赤血球中に多量に存在し，酸化ヘモグロビンと平衡状態にある。保存血中では少ないため酸素の遊離が少なくなる）が重要な因子であることが分かる。したがって，ミトコンドリアが機能するために酸素がミトコンドリアに到達すべく，心拍出量，ヘモグロビン濃度，動脈血酸素飽和度，pH，体温などの管理が必要となるが，特に心拍出量・ヘモグロビン濃度・動脈血酸素飽和度の3つが酸素供給量を規定するという観点は重要である。

補助循環作動時においても上記のことは同様であるが，補助循環を必要と

するのは心機能が低下しているときなので，特に心拍出量を中心とした循環動態に注目した管理が必要となる。さらに凝固系などにも注意を払い，状況によっては脳循環・保護に重点を置く必要がある。主な補助循環それぞれについての特徴などは他稿に譲り，ここではPCPSについて特に考慮すべき点と一般的なことについて述べる。

3. 経皮的心肺補助（PCPS）

　周術期管理における重要な点は前述のとおり，酸素供給，すなわち全身の酸素化であり，酸素の取り込みと酸素の運搬を確保しなければならない。そのためには適切なモニタリングと循環動態の推測・把握が必須となる。

　PCPSの送血，脱血は大腿動静脈から行うのが一般的である。腋窩動脈から送血を行う場合もあり，送血の位置の違いは血行動態に大きな違いをもたらす。もし右腋窩動脈からの送血であれば，大動脈弓部より末梢側（腕頭動脈より末梢側。右総頚動脈の血流は順行性）には順行性の血流が得られる。大腿動脈からの送血であれば送血部位から中枢側へは一部が逆行性血流となる。すなわち，心臓からの血流がPCPSからの血流に負けるところまでが逆行性血流である。

　大腿動脈から送血した場合，大動脈内でPCPSからの血流が到達するのは横隔膜以下のレベルまでとされており[3]，それより中枢側への血流は心臓のポンプ機能に依存する。したがって，その部位の酸素化は心機能と肺機能に依存することになる。ここで全身の酸素化の評価は，前述の酸素供給量の式が適応できなくなる。心拍出量が全身の血流を維持しているのではないからである。臨床的には血圧のモニタリング部位，採血による動脈血ガス分析によって評価するのが現状であろう。

　PCPSを使用する以上は心機能と肺機能の少なくともいずれかが低下しているので，全身の酸素化，特に脳の酸素化を確保しなければならず，その方策を考える必要がある。

　通常は心機能補助のためにPCPSは用いられる。脱血により前負荷を減少させるが，送血により後負荷を増大させるので心仕事量を軽減しているとは断

言できない.心仕事量を評価すればよいが,前負荷とともに後負荷も軽減させればよいのだから IABP を併用すれば,心仕事量は評価しなくとも軽減されることが予想される(心仕事量は外的仕事と内的仕事に分けられ,前者が血液を拍出する仕事である.外的仕事は1回仕事量と同義であり,1回拍出量と心室内圧の積で表現される.厳密には1心拍中の心拍出流量と心室内圧の時間積分である.圧-容積曲線の面積に相当する).

したがって,心機能を補助し横隔膜上部(中枢側)の血流を維持するために IABP が有用である.IABP の systolic unloading により後負荷が軽減し forward output が上昇するので,PCPS と IABP の併用は心機能を補助するという点で理にかなっている.実際,心原性ショックに対する臨床的な有用性が報告され[4],実験的にも心筋酸素需要バランスを改善し[5]心筋虚血に対する治療効果も PCPS 単独よりも高い[6]ことが示されている.

また,脳の酸素化の観点からも,PCPS 作動時の血流分布の状況を考慮しなければならない.心機能が正常で肺の酸素化能を低下させた動物実験モデルでは,送血を大腿動脈から左鎖骨下動脈に変更すると脳の酸素飽和度が54.2±3.4%から82.3±4.6%に上昇し,脳の酸素化の改善が得られた[7].心機能が正常でも肺機能が低下している場合には,脳の酸素化は大腿動静脈から送脱血を行っている限りは不十分であることが分かる[8].このことから,肺機能,特に酸素化能が低下している場合には適切な人工呼吸管理とともに PCPS の人工肺からの酸素投与量の調整が重要である.また,PCPS と IABP の併用は拍動性の PCPS よりも平均頸動脈圧を有意に高く維持する[9]ので,脳血流に対して有利であると思われる.

4. モニタリング

一般的に呼吸,循環の評価には血圧,心拍数,末梢温,血液ガス分析などが用いられる.特に補助循環装置作動時には血圧と血液ガス分析のモニタリング部位が重要である.基礎疾患にもよるが,左右差,上下肢の差を確認することにより血流分布をある程度は把握することができる.

肺動脈カテーテルの使用に関してはかねてから議論されておりその是非が問われてきたが[10]，治療成績への影響は患者の重症度によっても異なり[11]，適切な治療戦略を確立することが必要であることが示されている[12]。麻酔科医が必要であると判断すれば肺動脈カテーテルの使用を躊躇することはない。経時的な肺動脈圧の評価や混合静脈血を用いた循環動態の評価などが有用な場合もある。混合静脈血があれば酸素消費量を算出できるので，情報量が飛躍的に増す。

　必要に応じて経食道心エコーを使用すれば，心機能，大動脈の評価も可能となる。解剖学的異常，例えば新たな動脈解離などを確認しうる。

　心拍出量のモニタリングにはFloTrac™などがある。FloTrac™は侵襲度が低く動脈圧波形から心拍出量を推測する。肺動脈カテーテルを用いた熱希釈法とは十分な相関は認められず臨床上の評価も確立されていないが[13,14]，経時的な変化を観察するには有用である。

　脳の酸素化，あるいは脳血流の指標として浅側頭動脈圧，頸静脈血酸素飽和度(Sjv_{O_2})，近赤外分光法（near-infrared spectroscopy）による脳局所の酸素飽和度，Bispectral index（BIS）などが候補として挙げられる。各項目について以下，簡単に説明するが，詳細は他稿を参照されたい。

■ 浅側頭動脈圧
　脳血流を反映し，観血的に測定していれば血液ガス分析が可能である。

■ 内頸静脈酸素飽和度（Sjv_{O_2}）
　脳虚血の指標としての有用性を否定する報告がある[15]。

■ Near-infrared spectroscopy（近赤外分光法）
　局所の組織酸素飽和度（rS_{O_2}），酸化ヘモグロビン，還元ヘモグロビンの相対変化を測定する。臨床上の有用性が示されている[16~18]。

■ Bispectral index（BIS）
　侵襲度が低く扱いやすい。PCPS施行時の低酸素血症の早期発見に有用であり（低酸素血症となった時にBISが1桁まで低下し，suppression ratioが90台まで上昇）[19]，心臓手術中の脳虚血を反映する可能性が指摘されている（人

工心肺からの離脱時に BIS が 0-20, suppression ratio ＞90。術後の CT で脳虚血が証明された)[20]。しかし一方で脳死状態でも BIS = 38 となった症例があり，そもそも BIS は脳虚血の評価をするためのものではないことに注意が必要である[21]。また，BIS は人工心肺[22]や体温[23]の影響を受けアーチファクトを生じる点にも注意が必要である。

■ SpO_2

前額部などにプローブを装着することができる。通常の指先におけるモニターと同等の信頼性があり[24]，緊急時の患者搬送の際に有用とされている[25]。脳そのものの酸素化を知ることができるわけではないが，PCPS 作動下の頭部の酸素化の指標として用いる。

おわりに

補助循環作動時の麻酔科医の役割は，以上の知識を用いて循環動態の安定化を図り，最終的には全身の酸素化を保証することにある。

【文 献】

1) 公文啓二. 補助循環. 窪田達也編クリティカルケア・マニュアル―集中治療管理指針―(第1版). 東京: 秀潤社; 1995. p.399-401.
2) Leach RM, Treacher DF. The pulmonary physician in critical care * 2 : oxygen delivery and consumption in the critically ill. Thorax 2002; 57: 170-7.
3) Soeter JR, Smith GT, Anema RJ, et al. Distribution of oxygenated blood in femoral and brachial artery perfusion during venoarterial bypass in primates. J Thorac Cardiovasc Surg 1973; 65: 825-9.
4) Phillips SJ, Zeff RH, Kongtahworn C, et al. Benefits of combined balloon pumping and percutaneous cardiopulmonary bypass. Ann Thorac Surg 1992; 54: 908-10.
5) Sauren LD, Reesink KD, Selder JL, et al. The acute effect of intra-aortic balloon counter-pulsation during extracorporeal life support: an experimental study. Artif Organs 2007; 31: 31-8.
6) Lazar HL, Treanor P, Yang XM, et al. Enhanced recovery of ischemic myocardium by combining percutaneous bypass with intraaortic balloon pump support. Ann Thorac Surg 1994; 57: 663-7. discussion 7-8.
7) Wada H, Watari M, Sueda T, et al. Cerebral tissue oxygen saturation during percutaneous cardiopulmonary support in a canine model of respiratory failure. Artif Organs 2000; 24:

640–3.

8) Wickline SA, Soeter JR, McNamara JJ. Oxygenation of the cerebral and coronary circulation with right axillary artery perfusion during venoarterial bypass in primates. Ann Thorac Surg 1977 ; 24 : 560–5.
9) Lim CH, Son HS, Baek KJ, et al. Comparison of coronary artery blood flow and hemodynamic energy in a pulsatile pump versus a combined nonpulsatile pump and an intra-aortic balloon pump. Asaio J 2006 ; 52 : 595–7.
10) Lapinsky SE, Richards GA. Pro/con clinical debate : pulmonary artery catheters increase the morbidity and mortality of intensive care unit patients. Crit Care 2003 ; 7 : 101–3.
11) Chittock DR, Dhingra VK, Ronco JJ, et al. Severity of illness and risk of death associated with pulmonary artery catheter use. Crit Care Med 2004 ; 32 : 911–5.
12) Shah MR, Hasselblad V, Stevenson LW, et al. Impact of the pulmonary artery catheter in critically ill patients : meta-analysis of randomized clinical trials. Jama 2005 ; 294 : 1664–70.
13) Mayer J, Boldt J, Schollhorn T, et al. Semi-invasive monitoring of cardiac output by a new device using arterial pressure waveform analysis : a comparison with intermittent pulmonary artery thermodilution in patients undergoing cardiac surgery. Br J Anaesth 2007 ; 98 : 176–82.
14) Opdam HI, Wan L, Bellomo R. A pilot assessment of the FloTrac™ cardiac output monitoring system. Intensive Care Med 2007 ; 33 : 344–9.
15) Artru F, Dailler F, Burel E, et al. Assessment of jugular blood oxygen and lactate indices for detection of cerebral ischemia and prognosis. J Neurosurg Anesthesiol 2004 ; 16 : 226–31.
16) Edmonds HL Jr. Detection and treatment of cerebral hypoxia key to avoiding intraoperative brain injuries. J Clin Monit Comput 2000 ; 16 : 69–74.
17) Casati A, Spreafico E, Putzu M, et al. New technology for noninvasive brain monitoring : continuous cerebral oximetry. Minerva Anestesiol 2006 ; 72 : 605–25.
18) Yasukawa T, Fujii T. Application of near-infrared spectroscopy to monitoring of cerebral oxygenation and its limitation. The Journal of Japan Society for Clinical Anesthesia 2005 ; 25 : 42–50.
19) Okawa H, Hirota K, Sakai I, et al. Early detection of hypoxia with BIS monitoring during percutaneous cardiopulmonary support. Masui 2001 ; 50 : 429–32.
20) Villacorta J, Kerbaul F, Collart F, et al. Perioperative cerebral ischaemia in cardiac surgery and BIS. Anaesth Intensive Care 2005 ; 33 : 514–7.
21) Myles PS, Cairo S. Artifact in the bispectral index in a patient with severe ischemic brain injury. Anesth Analg 2004 ; 98 : 706–7.
22) Vretzakis G, Dragoumanis C, Argiriadou H, et al. Inaccuracy of BIS values produced by the cardiopulmonary bypass machine during the operative repair of an aortic dissection. J Cardiothorac Vasc Anesth 2006 ; 20 : 68–70.
23) Schmidlin D, Hager P, Schmid ER. Monitoring level of sedation with bispectral EEG analysis : comparison between hypothermic and normothermic cardiopulmonary bypass. Br J Anaesth

2001 ; 86 : 769-76.
24) Sugino S, Kanaya N, Mizuuchi M, et al. Forehead is as sensitive as finger pulse oximetry during general anesthesia. Can J Anaesth 2004 ; 51 : 432-6.
25) Nuhr M, Hoerauf K, Joldzo A, et al. Forehead Sp_{O_2} monitoring compared to finger Sp_{O_2} recording in emergency transport. Anaesthesia 2004 ; 59 : 390-3.

(金　徹)

2 循環補助装置作動時のMEの役割

はじめに

　循環補助とは出血や心機能低下が原因で循環動態が保てなくなった場合に，機器を使用して血液循環を補助し，血行動態を維持することである。

　循環補助装置として代表的機器は大動脈内バルーンパンピング（intraaortic balloon pumping：IABP），経皮的心肺補助（percutaneous cardiopulmonary support：PCPS），心室補助装置（ventricular assist device：VAD）が挙げられる。一概に循環補助といってもそれぞれの機器において用途も違えば使い方も違う。要するに患者の容態により使用する機器が違うのである。また，患者の血行動態を保つためには機器一種で保てる場合もあれば，2種類の機器を並列で使用してなんとか血行動態が保てる場合もある。

　本書では代表的な機器の使用目的をはじめ，作動原理や操作方法，注意点などを述べるとともに，臨床におけるさまざまな状況下での判断が記されている。また座談会では麻酔科医に対して臨床での場面をもとに臨床工学技士目線での疑問を質問させていただいた。このような企画は今まであまりみたことがない。

　実際に人工心肺の操作を行うにあたり，われわれ臨床工学技士は医師の指示のもとに操作を行うのが原則であり臨床現場での基本的ルールである。しかし，手術を行う際，「どの時点でポンプを止めるつもり？」「外科と麻酔科の考え方の違い　」など，実際に臨床中には聞けないような疑問は誰もが思ったことがあるのではないだろうか？施設によって手技や手術の進行，考え方が異なるのは承知しているが，現場にてちょっとした時にでも役に立てれば幸いである。

1．麻酔科医と臨床工学技士

　"循環補助"が必要になる手術は心臓血管外科手術に限らずに，いつ，どの手術に必要になるか分からない。臨床工学技士にとってどれだけ緊急時に敏速

な行動がとれるかにより患者の生命が救われるかどうかが決まるといっても過言ではない。

手術時，患者がショック状態に陥り，手術施行が不可能と判断され救命処置に移行する。「CE呼んで！」[※]という麻酔科医の指示とともに緊迫した状況が始まる。呼ばれた臨床工学技士はとっさに何が必要なのか，どのくらい危険なのかなど，患者がショックに至った状況を把握し即座に対応しなくてはならない。このような状況下では執刀（担当）医もしくは麻酔科医からひとつひとつ細かい指示は飛んでこないのが現状である。こういう事態に備え，詳細なマニュアルが必要であり，医師，看護師，臨床工学技士また薬剤師などの周術期医療にかかわるスタッフ間でのトラブルシューティングを常日頃から行うことが重要である。

（[※]CE：clinical engineer）

緊急時，患者の救命処置を行うにあたり，特に麻酔科医と臨床工学技士の"あ・うん"の呼吸が重要になる。

循環補助は大きく分け"流量補助"と"圧補助"とに分けられる。主に"PCPS"，"IABP"であるが，個々の詳細な説明は他稿に譲るとして，循環補助装置を操作するにあたり何のために循環補助を使用するのかが肝である。出血？不整脈？心疾患の有無？といろいろ考えられる。その理由により救命処置に使用する"武器"は違う。

2. 循環補助と臨床工学技士

医療行為を行う際，もちろん"医師の指示のもとに"が大前提である。麻酔科医は循環補助を行う際，基本的なことは知識として十分備えてある。しかし使用する機器の特徴，メカニズムの構成などは臨床工学技士がプロフェッショナルであるべきである。患者の疾患を踏まえたうえ，（弁疾患の有無，血管の石灰化など）循環補助を作動させるが，最適なセッティングを行うにあたり麻酔科医の考えを理解したうえで，指示どおりのセッティングを機器の癖をうまく使い最適に操作するのが臨床工学技士である。もちろん麻酔科医でも機器の

プロフェッショナルはたくさんいるが，実際に起こっているのは緊迫した現場である。麻酔科医は手術全体の総監督であり，機器にだけにかかわっているわけにはいかない。

特にIABPなどの循環補助装置はボタン一つでほとんどがオートで作動する。ハイテクを駆使した医療機器を疑っているのではないが，やはり個々に，さらには場面ごとに最適なセッティングが存在する。不整脈への追従，頻脈に対するレスポンスの良さなど，機器によりさまざまであり，機器の最大限の効果を引き出すためにバイタルサインを落ち着かせるための薬剤管理なども麻酔科医と臨床工学技士の最強タッグが最大の成果を発揮するチーム医療の成せる技である。

3. 麻酔科医と臨床工学技士─経験談1─

当院において肺がんでの手術の際，緊急PCPSを使用した経験がある。大動脈の癒着を剝離する際に大動脈が損傷した。その時の手術室があまり大きな部屋ではなく，また，その手術で使用する機器で部屋はいっぱいだった。緊急で臨床工学技士が呼ばれ，PCPSを準備したのだが，PCPS本体を配置するスペースがない…。

PCPSはどっち（患者の右側？左側？）に配置したら効率が良いか？このまま人工心肺に移行することを考えたのち，患者の右側に決め，（当院では人工心肺装置は患者の左側に配置するため）右側のスペースを空けるために機器をすべて廊下へ出した。迅速な循環補助が求められているのにもかかわらずである。なんとかPCPSをスタートさせることができたが，出血にて体内循環量が保てず，自己血回収装置を使用し，吸引した血液を洗浄せずPCPSに戻して循環血液量を保つことにした（当院のPCPSはリザーバーを追加している）。しかし自己血回収装置の入る場所がなく今度は患者の左側の機器を外に出し，そこに配置した。結局自己血回収装置1台では出血量に対応できず，2台使用してなんとか循環補助を行った。

このとき感じたことは人工心肺装置などを通常使わない心臓血管外科以外

の医師では指示を出すことは現実的に無理がある。心臓血管外科の医師がいつでも空いている訳ではないのである。このとき的確な指示を私に出したのが麻酔科医だった。このコンビはいつも心臓血管外科で慣れている。必要な薬物やACT測定の機器など私に麻酔科医が必要なものを必要な時に運んできてくれた。まさに"あ・うん"の呼吸であったと今は考える。

4. 麻酔科医と臨床工学技士─経験談2─

　大動脈弁置換後の翌朝に患者が急変した。PCPSをCCUにて装着し，再度大動脈弁置換を行うことになったが，手術室が空かなく，受け入れられないことがあった。これ以上患者を待たせられないと判断した心臓血管外科医はCCUで人工心肺装置を使用したいと私のところへ連絡がきた。一刻をも争う事態で手術室から人工心肺装置一式を運びCCUにて再手術を行った。このときも大きな人工心肺装置の場所決めから行わなければならなかった。

　このときも総監督を行ってくれたのが麻酔科医であった。当院において初めての経験であったので電気容量などの確認後，人工心肺装置の準備ができ，スペースが狭い以外は通常どおりスタートすることができたが，手術室との大きな違いはテレビモニターにて手術の進行具合を確認できないことだった。もう一人のCE（外回り）も部屋の狭さで術野を確認できない。しかし，麻酔科医が術野を見ながら的確な指示を出してくれた。そのおかげで余計なストレスがなく人工心肺を操作できたのを覚えている。やはり，麻酔科医と臨床工学技士はチーム医療を超えたコンビであるのを実感した。

5. 臨床工学技士とは…

　臨床工学技士とは，法律で下記のように定義されている。

臨床工学技士法
（定義）
　第二条　この法律で「生命維持管理装置」とは，人の呼吸，循環又は代謝の

機能の一部を代替し，又は補助することが目的とされている装置をいう。
2　この法律で「臨床工学技士」とは，厚生労働大臣の免許を受けて，臨床工学技士の名称を用いて，医師の指示の下に，生命維持管理装置の操作（生命維持管理装置の先端部の身体への接続又は身体からの除去であつて政令で定めるものを含む。以下同じ。）及び保守点検を行うことを業とする者をいう。

今般，チーム医療での治療が確立され，担当医を中心に各専門分野のコメディカルがそれぞれのスペシャリストとして治療方針にかかわっている。

われわれ臨床工学技士は，臨床工学技士法のもとに生命維持が困難である重症な患者に対し高度な医療機器を扱うことが主な業務である。"呼吸・循環・代謝"にかかわる機器が主となり，人工透析装置，人工呼吸器，人工心肺装置などの機器が生命維持のために存在する。

循環補助装置は血行動態が破綻したとき，もしくは破綻することが予測される手術および治療時に使用される生命維持管理装置であるが，手術室あるいは集中治療室，救命救急，心臓カテーテル室など，あらゆる"現場"で使用されることが多く，"時と場所"を選ばない機器である。もちろん搬送時にも使用する。

循環補助装置作動時のMEの役割として重要なことは，機器が安全に作動しているかを確認することである。緊急時に使用する機器は高度な機器ではあるが，操作盤はシンプルな構造で設計されており，資格をもった医療従事者であれば操作に難渋することはない。だからこそ，安全に作動しているか，最適な設定であるかなどの確認が臨床工学技士には求められると考えている。

また，繰り返すが臨床工学技士は生命維持管理装置のプロフェッショナルである。各施設で使用している機器の特性は十分把握していることが望まれる。よってその特性をフルに活用した設定を行い，最善な治療を行うためにも臨床工学技士目線での意見を担当医師に相談し最高のチーム医療を提供することが循環補助装置作動時のMEの役割である。

（鈴木健一）

3 循環補助装置

1: 大動脈内バルーンパンピング

目的・目標

はじめに

　大動脈内バルーンパンピング（intraaortic balloon pumping：IABP）は大動脈内に挿入したバルーンの膨張と収縮を繰り返すものである。歴史は古く，1960年初期に開発されている。その時すでに diastolic augmentation, systolic unloading の概念が提唱されており，急性冠動脈血栓による左心機能不全が最も良い適応であると述べられている[1]。

　現在は急性冠不全に限らず，非侵襲的な治療では循環動態を維持することのできない場合に使用される。容易な手技で装着することができ，ほぼ確実な効果が期待されるので極めて有用な循環補助装置である。しかし，対象患者には脈管病変を合併する場合が多く，医原性の動脈解離を起こすこともあるので適応と装着・使用には慎重な判断と手技が求められる。

　目的は心機能の低下により悪化した循環動態の改善と維持である。特に心機能低下の原因が冠動脈疾患であるものが良い適応である。具体的な目標は後負荷の減少をもって心仕事量を軽減させることと，拡張期圧の上昇をもって冠血流を増加させることである。つまり，①拡張期に大動脈内に留置したバルーンを膨張させることにより拡張期圧を上昇させ（diastolic augmentation），冠動脈・腕頭動脈・左総頸動脈・左鎖骨下動脈・腎動脈などの流量を増加させること，そして，②収縮期の開始時にバルーンを収縮させることにより後負荷を軽減，心仕事量を減らし（systolic unloading），大動脈の forward flow を増加

させることである．これにより，不全心，特に冠動脈疾患による不全心の病態の改善をめざす．本来の目的は虚血により低下した心機能の補助であるが，虚血がなくても循環虚脱の改善のためにPCPSとともに用いられることがある（時に単独で用いられる場合もある）．

　狭心症あるいは心筋梗塞などの虚血性心疾患において循環動態の維持が困難な場合には積極的に用いられる．特に冠動脈バイパス術予定患者において左主冠動脈に病変があるときには循環動態が悪化していなくても使用するべきである．循環作動薬のみに頼って冠血流，心機能を維持するよりもIABPを併用するほうがはるかに安全である．もちろんPCI（percutaneous coronary intervention）において用いられる場合もある．

　冠動脈バイパスには人工心肺を用いる場合（on pump）と用いない場合（off pump）がある．off pump CABGの場合にIABPが有効なのは理解のしやすいところである．実際にoff pump CABGに関与したことがあれば納得のいくことであり，回旋枝の吻合のために心臓を脱転したときにIABPが装着されていると心強い（ただしこれは理論的なものではなく経験的なものである）．では，人工心肺中にIABPを使うべきであろうか．本項の趣旨から若干ずれるが，人工心肺中にIABPを使うか否かという点に簡単に触れておきたい．左主冠動脈（LMT）90％以上の狭窄を有する患者に対して施行された人工心肺作動下のcross-clamp中にIABP（80 bpm）を作動させた場合とさせなかった場合とでいくつかのパラメータを比較した研究がある．比較した項目は，術後48時間のクレアチニンクリアランス，血液中の乳酸，AST，ALT，T-Bil，アミラーゼなどで，クレアチニンクリアランスはIABPを作動させたほうが有意に高く，その他のパラメータは有意に低く保たれた[2]．腎機能，肝機能が悪く，LMTに90％以上の狭窄がある症例に対してon-pump CABGを施行する場合には，大動脈のcross-clamp中にもIABPを作動させたほうがよいことが示唆されている．

　本来のIABPの目的は心機能の低下により悪化した循環動態の改善と維持であるが，その使用により重要臓器の血流が保たれる可能性がある場合には積

> **IABP の歴史**
>
> 　1967年にはじめて臨床応用可能となったが，歴史的には1962年に動物実験で Mouloupoulos らが胸部下行大動脈に留置したラテックスバルーンに二酸化炭素の出入りを心電図に同期させ，拡張期にバルーンを拡張，収縮期にバルーンを収縮させることにより，大動脈の収縮期圧が減少することを確認したところから始まる[1]。
>
> 　その後，Kantrowitz らがショック状態の患者に使用し，救命に成功している[3]。
>
> 　1970年には IABP による血行動態の有用性が Buckley らにより実証され[4]，1980年以降，経皮的挿入可能なバルーンの開発により，より簡便に使用することが可能となったことから，広く臨床的に使用されるようになった。

極的に用いるべきである。

【文　献】

1) Mouloupoulos SD, Topaz S, Kolff WJ. Diastolic balloon pumping (with carbon dioxide) in the aorta--a mechanical assistance to the failing circulation. Am Heart J 1962；63：669-75.
2) Onorati F, Cristodoro L, Mastroroberto P, et al. Should we discontinue intraaortic balloon during cardioplegic arrest? Splanchnic function results of a prospective randomized trial. Ann Thorac Surg 2005；80：2221-8.
3) Kantrowitz A, Tjonneland S, Freed PS, et al. Initial clinical experience with intraaortic balloon pumping in cardiogenic shock. Jama 1968；203：113-8.
4) Buckley MJ, Leinbach RC, Kastor JA, et al. Hemodynamic evaluation of intra-aortic balloon pumping in man. Circulation 1970；41：II130-6.

（金　　徹）

作動原理

1．IABP を作動させると…

　バルーン先端を左鎖骨下動脈分岐部から約2cm下の下行大動脈に留置し，心周期に同期させて膨張と収縮を繰り返すことにより，左心室の後負荷の軽減

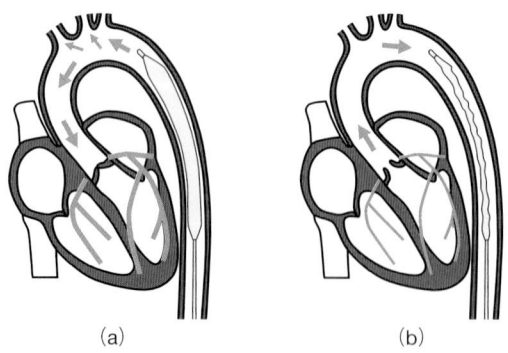

図1 (a) diastolic augmentation と (b) systolic unloading

と拡張期圧上昇の2つの効果が得られる。

a. diastolic augmentation (図1-a)
　心拡張期にバルーンを膨張させることにより，大動脈拡張期圧が上昇する。冠状動脈の血流はほとんどが拡張期に流れ，収縮期にはあまり流れない。よって大動脈拡張期圧の上昇は冠状動脈への血流増加をもたらす。これを diastolic augmentation という。diastolic augmentation は冠状動脈血流量増加だけではなく，腕頭動脈，左総頸動脈，左鎖骨下動脈，さらには腎動脈などの血流を増加させる。また平均大動脈圧を維持し末梢循環を改善する。

b. systolic unloading (図1-b)
　心拡張期に膨張させていたバルーンを心収縮期に急速に収縮させることにより，バルーン容量分の血液量が減じ，左室収縮期圧を低下させる。左心室仕事量はそのほとんどが圧仕事量であることから左室後負荷の軽減が得られる。これを systolic unloading という。systolic unloading は左室仕事量および酸素消費量を減少させ，特に虚血性心疾患の心不全には有利である。例えるならば重いドアを押して開けようとする際に反対側から同じタイミングでドアを引いてくれるような感じである。

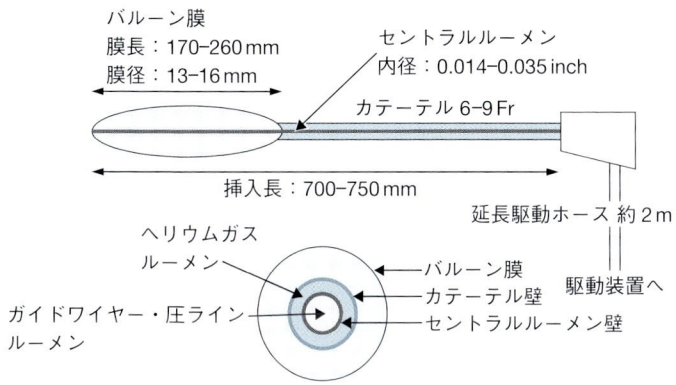

図2 バルーンの形状

　以上の2大効果により，冠動脈血流量増加，心筋酸素消費量減少が得られ，その結果心筋の酸素需要と供給のバランスが改善され，乳酸産生の減少，心拍出量増加，肺動脈楔入圧低下，不整脈の改善，臓器血流増加などの効果が得られる。

2. IABPバルーンの構造

　バルーンの構造はダブルルーメンになっており，挿入時にガイドワイヤーが通るルーメンと，駆動の際ヘリウムガスが行き来するガスルーメンがある。ガイドワイヤールーメンは挿入後，圧測定用のラインとなる。バルーンの材質は主にポリウレタンが使用されており，耐久性，抗血栓性などが求められる。バルーン容量は30-40 ccが主で，体型に合わせて選択する。また太さは8 Frが主となっているが，7 Frの細径のバルーンも市販されている。侵襲的にも細径がベストだが応答性や操作性，耐久性の点でまだ改良が必要と思われる(図2)。

　IABPバルーンは何種類かの規格が販売されているが，患者の身長により選択するのが一般的である(図3)。

　また，本体とバルーンを接続するコネクタに，販売各社互換性はない。組み合わせは自由だが，他施設より搬送されてきた場合に備え，各社コネクタを準備しておくべきである。自動容量認識などを備えたIABPはコネクタの接

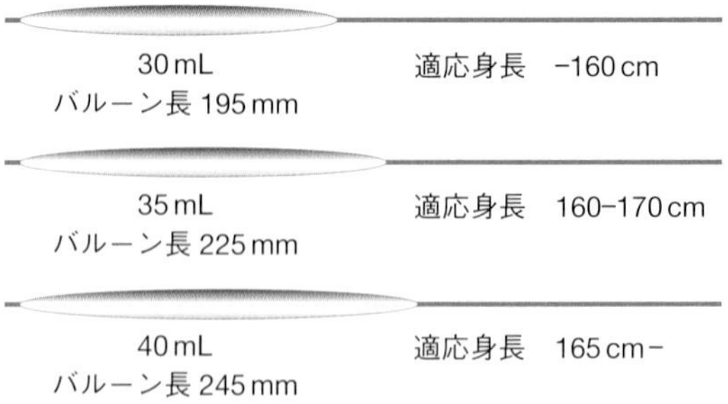

30 mL バルーン長 195 mm	適応身長	−160 cm
35 mL バルーン長 225 mm	適応身長	160-170 cm
40 mL バルーン長 245 mm	適応身長	165 cm−

図3 コラート BP, センサーバルーン P2, 8 Fr の場合の適応身長
※適応身長はあくまで目安であり，サイズ選定は透視下などでの判断が望ましい．

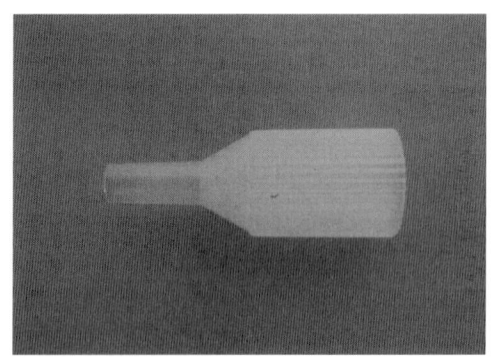

図4 接続用コネクタ

続によって認識される．よってコネクタを変えて接続使用した場合は，マニュアルでボリューム設定をし直すなどの注意が必要である(図4)．

3. IABP 駆動方式と駆動ガス

　IABP の駆動方式は各機種によりベローズ方式(図5)とダイアフラム方式(図6)の2種類の方式がある．

　また，今日の駆動ガスはどのメーカーもすべてヘリウムガスを使用している．ヘリウムガスは分子量が小さく，高心拍や不整脈に対しても追従性が良いからである．またヘリウムガスは粘性抵抗が小さく，駆動中に過剰な熱を発生

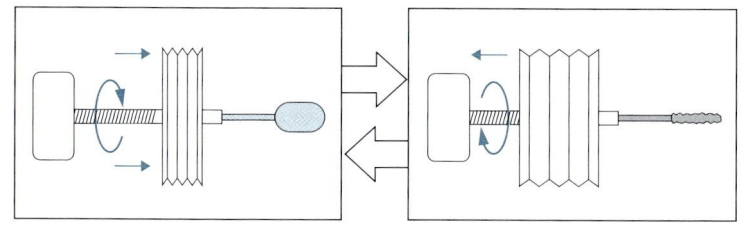

図5 ベローズ方式
ベローズ（金属製の蛇腹）を動かして，ヘリウム回路内のガス移動をさせる．
ベローズを動かす動力はステッピングモーターという，段階的に動くモーターを用いて蛇腹を圧縮させる．

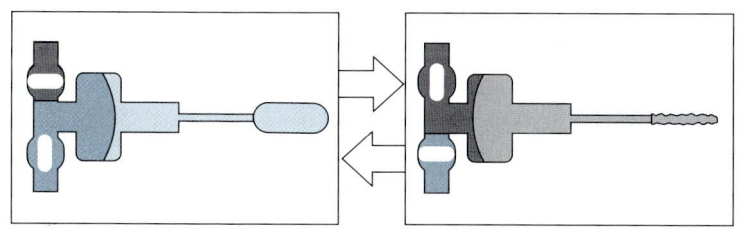

図6 ダイアフラム方式
ダイアフラム（ゴム製の膜）を動かして，ヘリウム回路内のガス移動をさせる．
ダイアフラムを動かす動力はコンプレッサーが用いられるのが一般的である．

しないのも利点である。

　なお開発時には二酸化炭素を使用していた。二酸化炭素は重いため応答性に欠けるが，バルーンリークの際，血液に溶け塞栓症になる可能性が低いためである。

（鈴木健一）

操作方法

1. 操作方法 ─ hard ─

a. 電源確保

　IABP駆動装置はほとんどの機種がバッテリーでの駆動が可能である。しかし，移動時以外は確実な電源確保をするべきである。ICUや心臓カテーテル検査室，手術室で使用する場合は他の医療機器が治療目的で作動しているが，IABP駆動装置は単体で電源確保する。他の医療機器との電源併用から電気容量に負担がかかり電源が落ちるのを防ぐためである。現在わが国で使用されているIABP駆動装置はそのほとんどが3A程度である。また，使用中に間違って電源を抜くことがないようにするためでもある。電源は無停電電源に接続する。

b. 入力信号

　IABPを駆動させるにあたり，その収縮膨張タイミングのトリガーとしてECGや動脈圧の信号入力が必要である。

c. 心電図入力（図1）

　IABP駆動装置に付属する専用ケーブルを使用しECG信号を入力する方法である。3極または5極の心電図ケーブルで患者表面に直接貼付ける。貼る場所は基本的に通常の心電図と同じだが，手術部位を考慮する。また，電極にIABP用と分かるよう目印をつけ，容易に剝がされることがないよう明記する。
　直接入力の場合はIABP駆動装置本体で心電図誘導の切り替えが可能である。R波にトリガーして駆動するため，R波が大きい誘導を選択する。

d. 動脈圧入力（図2）

　IABPバルーンカテーテルのセントラルルーメンから動脈圧信号を入力する

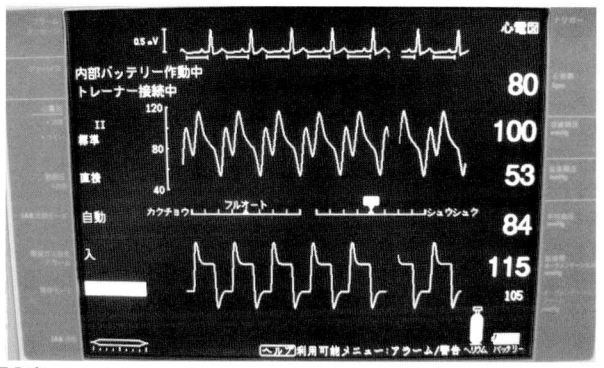

図1　心電図入力

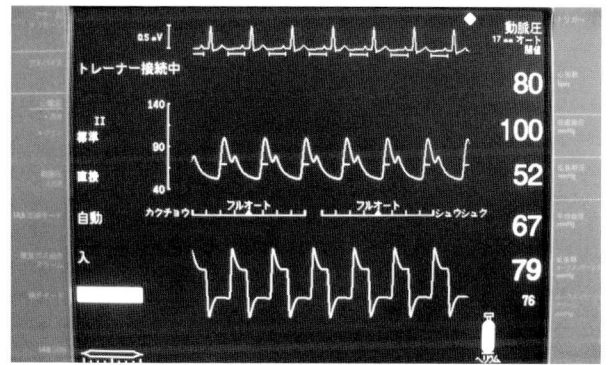

図2　動脈圧入力

方法である。通常の動脈圧ライン同様にヘパリン加生理食塩液をセントラルルーメンに流して血液凝固による閉塞を防ぐ。トランスデューサーの高さを患者にあわせたのちに零点校正を行う。

専用のIABPバルーンとの組み合わせで使用すると、先端圧センサーがIABPバルーンカテーテルに内蔵されているため、接続と同時に動脈圧がモニタリングでき、零点校正の必要がない機種も存在する。

e. 外部入力

　通常使用しているモニターなどから ECG や動脈圧を外部信号として，IABP 駆動装置に入力する方法である．手術時など，心電図電極が手術部位と重なり清潔操作に影響がでる場合などに使用する．IABP 駆動装置本体とモニターをつなぐ専用ケーブル（または専用アダプタ）が必要となり，使用しているモニターによっては外部出力ができない機種も存在するのであらかじめ確認が必要である．IABP 駆動装置本体は外部入力を選択することになるが，心電図誘導の選択ができないため，モニター側で R 波の大きい誘導を選択する．なお，動脈圧トリガーの場合は動脈血ガス測定時などの採血時に圧波形が消失し，トリガー不能になるので，使用の際には注意が必要である．

　また，外部入力信号の場合は実際の信号入力との若干の時間差が生じるため，トリガータイミングの補正が必要である．

f. ヘリウムガスボンベ

　IABP はヘリウムガスでバルーンを収縮，膨張させるので，ヘリウムガスボンベの開閉バルブは確実に開ける．残量計は機種によってさまざまであるので，内圧計やモニターに表示される残量を確認し，場合によっては交換もしくは予備のヘリウムガスボンベを用意する．

2. 操作方法 ─ soft ─

a. バルーン選択

　IABP を使用する際にどのサイズを選択するかは，基本的に患者の身長によって決める．

　IABP バルーンサイズの表記は各社さまざまであり，IABP バルーン本体の箱の表面や添付文書に書かれてある．販売メーカーにより，IABP バルーンサイズ表記もさまざまであり，"L"や"S"のほか，身長サイズの表記もあるので，注意が必要である．表1のようなメーカー別サイズ一覧表を作成しておくとよい．

　日本人は体形が小柄なため，欧米などで使用される IABP バルーンよりも

メーカー名	品名	バルーン 容量(cc)	バルーン 長さ(mm)	バルーン 直径(mm)	適応身長の目安(cm)
泉工医科工業	A2　7Fr	28	190	14.5	145-160
		36	240		160-
	A2　7Frショート	28	170	16	140-160
		36	210		160-
	センサーバルーンP2	30	195	15	-160
		35	225		160-170
		40	245		165-
TMP	EX(8Frタイプ)	30	185	15.5	140-160
		35	195		
		40	225		160-
	TOKAI　7Fr-TAU（ショートタイプ）	30	180	16	140-160
		35	205		150-165
		40	220	16.5	165-
	TOKAI　7Fr-Clear	20	170	13.5	-145
		25	180		
		30	195	14.5	145-155
		35	225		155-165
		40	255		165-
マッケ・ジャパン（旧データスコープ）	YAMATO	30	178	16	-155
		35	203		155-165
		40	229		165-
	TRANS-RAY　7Fr	34	221	15	152-162
		40	258		162-183
ゼオンメディカル	IABPバルーンプラス6Fr(匠)	30	245	12.7	カタログ明記なし
	IABPバルーンプラス8Frショートバルーン	35	162	17.1	カタログ明記なし
	7Frシースタイプ	25	180	14.1	カタログ明記なし
		30	210		
		35	243		
	8Frシースタイプ	30	210	14.1	カタログ明記なし
		35	214	15.1	
		40	240		
テレフレックスメディカルジャパン(旧アロウ)	FiberOptix	30	230	13.9	カタログ明記なし
		40	260	15	
	アローレディーガードIABPカテーテルセット	30	230	13.9	カタログ明記なし
		35	220	15	
		40	262	15	
	Ultra8	30	229	13.9	カタログ明記なし
		40	262	15	

表1　メーカー推奨　適応身長表

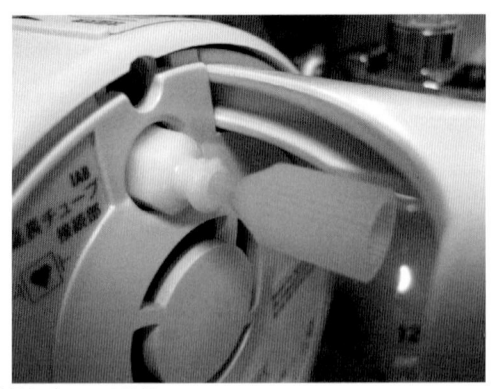

図3　IABP駆動装置とバルーンの接続

小さめで，容量は30-40cc程度であり，200mmほどの長さである。
　不適切なバルーン選択では，バルーン位置が適切ではなくなり，補助効率の低下をまねくほか，内臓虚血や，バルーン穿孔などの合併症を来す。
　最近のIABPバルーンは7Fないし8Fが主流である。挿入方法にもよるが，シャフト径の選択も考慮する。

b. IABP駆動装置とバルーンの接続(図3)
　どのメーカーのIABPバルーンカテーテルでも，どのメーカーのIABP駆動装置に接続可能である。コネクタが必要となる場合があるので注意が必要である。ただし，メーカーによりバルーン容量の補正方法が異なる。例えば，あるメーカーの場合，バルーンサイズが異なっても延長チューブの長さで補正し，1回のインフレーションボリュームが45ccと統一している（IABPバルーン＋延長チューブ＝45cc）。また，IABPバルーン内圧にてインフレーションボリュームに制限をかける方法や，IABPバルーンに付属するチップを駆動装置と接続することでバルーンサイズを認識させ，インフレーションボリュームを決定するメーカーもある。また，「b. 入力信号」の項でも記した，先端圧センサーにて動脈圧をモニタリングできる機種も存在する。よって，IABP駆動装置と

バルーンカテーテルのどんな組み合わせでも作動はするが，同一メーカー同士の使用が相性がよく，機能の面でも補助効率の面でも適切である。

　IABPバルーンカテーテルを挿入後，本体と接続し，医師の指示にてIABPを駆動させるが，使用するIABPバルーンカテーテルによっては，アンラップが必要となる場合がある。アンラップとはバルーン容量と同じ容量のヘリウムガスをシリンジに吸引しておき，機器によるインフレーションを行う前に手動でヘリウムガスをバルーンカテーテルにゆっくり注入することで，しっかりとラッピングを解除することとバルーンが確実な収縮膨張を得られているか（抵抗がないか）を確認するのが目的である。問題がなければ本体とバルーン延長チューブを確実に接続し，駆動を開始する。アンラップの時点で抵抗があったり，血液が引けてくるようであればバルーンカテーテルを抜去し，再度新しいIABPバルーンを挿入する。

c．タイミング調整

　IABPの二大効果は前述したように，diastolic augmentationとsystolic unloadingである。しかし，IABPバルーンの収縮と膨張のタイミングが不適切な場合，後負荷が増大したり，十分なdiastolic augmentationが得られなかったりする。心補助どころか，逆に心負荷を増大し，逆効果になるので注意が必要である。

　タイミング調整を行う場合，アシスト比を1：2などに設定したほうがあわせやすい。これはIABPでの圧補助された動脈圧と自己圧とを比較しながら適切なタイミングを得られるからである(図4)。

ⅰ）ECGトリガ

　IABPを作動するにあたり，まずECGトリガーにて行う場合が大半である。心電図をIABPに表示させ，T波の中間あたりからインフレート（膨張）させ(図5)，R波の直前でデフレート（収縮）させる(図6)。

ⅱ）動脈圧トリガー

　動脈圧にてタイミングをあわせる場合，大動脈弁閉鎖圧（dicrotic notch）

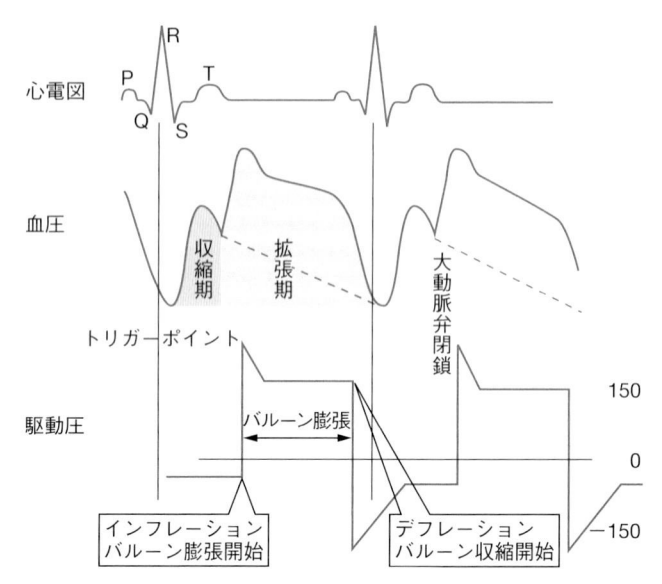

図4 **適切なタイミング**

にインフレート（膨張）が始まるようにし，拡張期終末にデフレート（収縮）させる。

iii）インターナル

トリガーをせずに決められたレートでIABPでの補助を行うときに使用するモードである。拍動流を得るために，人工心肺中の心停止中などに用いる。また，心室細動などの急変時にも使用する。レート設定は各IABP装置により異なるが，80–120 ppm (paces per min)である。

iv）ペーシングトリガー

各社IABP装置により，機能として備わっている機種と備わってない機種があるが，ペーシングを行っている患者に対し，ペーシングスパイクをトリガーにして，収縮タイミングを得るモードである。

v）af（心房細動）の時

心房細動の不整脈を有する患者はQRS波のタイミングがバラバラであり，IABPの効果を得るためのタイミングをあわせるのは難しい。現在の

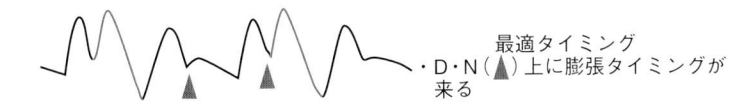

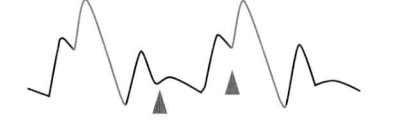

最適タイミング
・D・N（▲）上に膨張タイミングが来る

タイミングが早い
・自己の山が小さくD・Nポイント（▲）が見られない
・preloadの増加

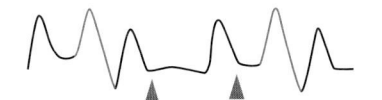

タイミングが遅い
・ハッキリとD・N（▲）を確認できる
・diastolic augmentation効果が低くなる

図5　膨張タイミング（インフレーション）
大動脈弁の閉鎖点（D・N）でバルーンを膨張（インフレーション）するようにタイミングを調整する．

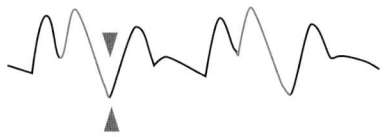

最適タイミング
・拡張末期圧（▲）が低く，谷（▼）が開かないよう調整する

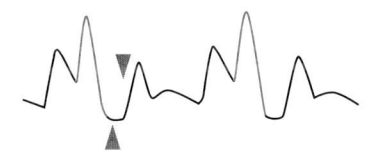

タイミングが早い
・拡張末期圧（▲）が低くなるが，谷（▼）は広くなる

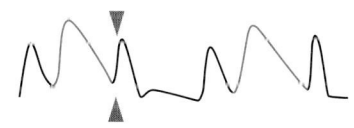

タイミングが遅い
・拡張末期圧（▲）が高く，谷（▼）が浅くなっている

図6　収縮タイミング（デフレーション）
拡張末期圧が低くなるように，バルーンを収縮（デフレーション）するようにタイミングを調整する．

IABP装置は性能が向上し収縮／膨張のレスポンスが早くなり，また，学習機能から次の収縮／膨張のタイミングを計算して作動している．しかしafなどの不整脈に対してのタイミング調整は非常に難しいのが現状である．IABPを作動するがゆえに不適切なタイミングから心負荷を増大させる可能性があることも考慮すべきである．

vi) フルオートマチックトリガー

最近のIABP装置には入力信号を自動的に切り替え，適時最適なトリガーを選択し，適切なタイミングで可動するフルオートマチックが備えられている機種が存在する．

d. 不適切なタイミング

ⅰ) インフレートが早い場合

心臓が収縮しきれてないタイミング（大動脈弁が閉じていない）でIABPバルーンをインフレートしてしまうことになるので後負荷が増大する．

ⅱ) インフレートが遅い場合

心臓の拡張開始時に大動脈圧の上昇が得られないことから，冠動脈流の増大や酸素供給の増大が期待できない．よって十分なdiastolic augmentationが得られない．

ⅲ) デフレートが早い場合

心臓の収縮期，大動脈弁が開く前にIABPバルーンが収縮してしまっているので，補助している意味がなく後負荷の軽減（systolic unloading）が得られない．

ⅳ) デフレートが遅い場合

心臓の収縮中，大動脈弁が開いてもIABPバルーンがまだインフレート（膨張）している状態で，後負荷が増大する．心臓にとっては抵抗そのものであり，心負荷の増大をまねく．

※代表的なアラームメッセージと警告メッセージを表に示す(表2, 3)。

本体系	バルーン系	操作系
セルフテストエラー	バルーン接続不良	動脈圧トリガー不良
システム動作不良	充填必要	心電図トリガー不良
充填エラー	カテーテル確認	零点調整
血液検出	バルーンリーク	電極はずれ
ガス漏れ	バルーンキンク	

表2 代表的なアラームメッセージ

- トリガー不良
- 心電図認識（インターナル時）
- トリガー不規則
- diastolic augmentation 圧が低い（設定値あり）
- 除脈
- バッテーリ残量低下
- 要点検
- ヘリウム残量低下
- IABP OFF

表3 代表的な警告メッセージ

確認事項

● 挿入時

電源：AC 電源にて使用。バッテリー駆動は移動時のみ。
　　　バッテリー駆動はフル充電で最大2時間駆動可能（各社違いあり）
ヘリウム：ヘリウムボンベ残量の確認／予備のヘリウムボンベの確認
駆動条件：心電図，動脈圧の入力方法／トリガーモード／タイミング調整
カテーテル：挿入部の確認／接続部の確認
画面：波形の確認／タイミングの確認／アラームメッセージ

①最低限の物品を準備する。

・IABP 駆動装置（誘導ケーブル。最低限は心電図ケーブル）

・IABP バルーン

② バルーンを術者に渡したら，機器側の準備をする。

・電源（非常電源）を接続する。

・駆動装置本体の電源を立ち上げる。

・心電図入力の確認

・ヘリウム残量の確認

③ 以上の機器の点検をしながら術野の進行状況を確認する（挿入方法は別項参照）。術野でのバルーン挿入後，位置確認し，駆動装置本体と接続する。機器の種類によっては，初回の拡張に充填が必要な機器も存在するため注意が必要である。現行の機器は"スタート"を押すことにより駆動開始となるものがほとんどである。

● 患者入室前

・電源の確保

　延長ケーブル

・必要物品すべての準備

　外部入力コード

● 患者入室後

・電源の確保

　単独での電源確保が必要

・ヘリウムボンベ残量

・患者移動時のライン準備

　途中でのライン引っかかり予防のため，必ず確認する。

・外部入力コード

　心電図を外部入力に切り替える。その後入力を確認し，体表のIABP用心電図を外す。

・トリガーの変更

通常は心電図だが，手術時の電気メスノイズ対策のため，血圧トリガーにする。
・補助率の変更
血圧の状況に合わせ，比率やボリュームでコントロールする。

● OPCAB時：患者入室前
・必要物品すべての準備
IABP駆動装置，IABPバルーン，心電図コード（電極），血圧コード（トランスデューサー），外部入力コード，ACT測定器，ヘパリン，生理食塩液，各種シリンジなど
・IABP駆動装置の始業前点検
機器の電源接続，機器の電源の立ち上がり，バッテリー残量，ヘリウムボンベの残量
・駆動装置，ライン類の配置
電源コード，心電図コード，血圧コード，外部入力コードを踏まれないように配線する。
・血圧トランスデューサーのプライミング（使用しないバルーンもある）
トランスデューサーのプライミング

● OPCAB時：IABP挿入，駆動開始まで
・心電図確認
電極位置，波形，IABP駆動装置への入力
ACTの確認
180秒以上になるようにコントロールする。
・バルーン挿入
挿入場所，バルーンのアンラッピング，留置場所の確認
・駆動装置と接続
IABP駆動ライン，圧ライン接続（血圧センサー内臓のバルーンもある）

駆動開始
- トリガーの確認
  オート，心電図，動脈圧，インターナル
- 駆動開始確認
  適切なタイミングに合わせる（機種によっては，最初に充填が必要である）。
- 使用中の点検
  バッテリー残量，ヘリウム残量の確認

●電源

　IABPを装着しながら入室する患者であるなら，基本的に心臓疾患のための心臓手術で，緊急，待機手術を問わず集中治療室からの入室が大半である。

　施設により手術室と集中治療室が同一フロアにある場合もしくは全く違うフロアにある場合と，バッテリー駆動にて移動してくる時間はさまざまであるが，予定されている手術部屋に入室して最も先に行うことは電源の確保である。移動時間が短いから後回しということはない。臨床工学技士による点検が行われていておりフル充電表示されているからといってバッテリー駆動はいつ切れるか分からないと考えておくべきである。

　手術部屋に到着し，電源確保するのはよいが，"とりあえず空いているところにつなぐ"たこ足配線は危険である。IABP用の単独の電源もしくは延長ケーブルを必ず用意しておくことが大事である。電源をつないだあとは必ずパネル上に表示されている電源作動を確認する。用意していた延長ケーブルが断線している可能性もある。

　IABPは生命維持管理装置である。電源一つで生命を脅かす可能性があることを常に念頭に置いて業務を行うことが大事である。

●ヘリウムガスボンベ残量 (図7)

　始業点検および日常点検をしっかりと行われていれば問題はないが，手術中にヘリウムガス交換を行うことは避けたいところである。前述した電源の確

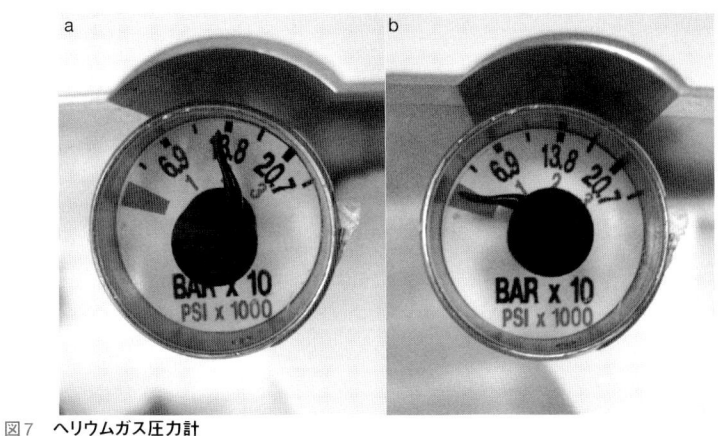

図7　ヘリウムガス圧力計
(a)ガス交換必要なし，(b)ガス交換必要

認と同時にヘリウムガスの残量も画面上もしくは圧力計にて確認する。

　もし残量が残り少ないようであれば，一か八か手術を乗り切る選択は避け，開胸する前に交換してしまうのが先決である。ヘリウムガスボンベ交換は装置を止めずに行えるが，OPCAB時心臓の脱転中に交換するよりかなりの安全が確保できる。また，ヘリウムガスボンベの残量に余裕があったとしても，コックがしまっている場合もあるので，コックの確認も必要である。

　ヘリウム残量アラームが鳴りだした時点からも時間的には余裕があるが，余計なリスクを背負う必要はない。予測不能な事態も考慮し予備のヘリウムボンベを手術室内に常備し管理しておく必要がある(図8)。

● 移動時のライン持ち
　手術台への移動の際，バルーンカテーテルが引っ張られ，身体から抜けてしまう危険がある。移動の際は，誰か一人をバルーンカテーテルと身体を同時に持ち上げる役目と，本体を一緒に移動する役目を決めてから移動する。万が一バルーンカテーテルと機器が離れるような状況になった場合，機器側の接続が抜けたとき(抜けやすくなる構造のバルーンもある)は補助循環が止まってしまうことになるので注意が必要である。

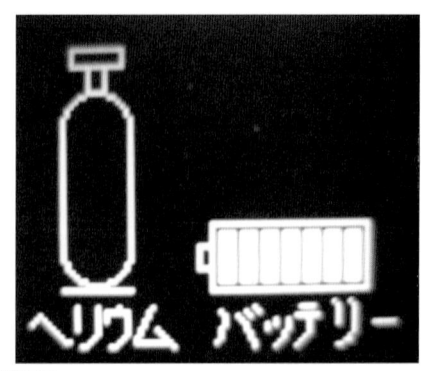

図8　IABPモニター確認画面
ヘリウムガスおよび電源供給（画面はバッテリー駆動中）

●ECGケーブル外し，ECG外部入力
　IABPを駆動するためにECGをトリガーしてタイミングを合わせるため，ECGの電極を貼付けるのが基本であるが，手術部位によってはECGケーブルが不潔となり貼ることができない場合が多い。IABPが装着済みにて入室の場合は，生体情報モニターからの出力信号をIABP本体の外部入力につなぐステレオジャックコードをあらかじめ用意し，生体情報モニターからの信号で駆動させるようにする。そのとき，入力信号の切り替えを忘れないようにする。

●トリガー変更
　IABPの動作タイミングとしてECGトリガーが基本的に選択される。しかし手術時に使用される電気メスのノイズが混入するとECGをトリガーすることができず，その間はIABPの補助循環が停止してしまう。よって手術中は動脈圧トリガーを使用する。機種によってはトリガーを自動的に変更するタイプもあるので，使用機種を確認しておいたほうがよい。

●零点校正：ベッドの高さ，体位で変化する…
　IABPの先端圧ラインをトランスデューサーにつなぎ，先端圧波形をIABPに反映させて駆動させるが，手術時は心内操作の状況によって，手術台の高さ

や傾きも随時変更される。IABP機器本体にトランスデューサーが取り付けてある場合は、体位変換ごとに零点がずれてしまい、表示される動脈圧の数値が誤表示されてしまうことを念頭に入れて血行動態の安定を確認する必要がある。

●挿管の有無による血圧変動に対し、IABP補助率を変更する…
　OPCAB時などの脱転時に血行動態を維持する目的にて挿入された場合は、入室時において血行動態がIABPなしでも落ち着いている場合が多い。しかし、挿管時に一時的に血圧が上がってしまい、また、IABPのオギュメンテーションにてさらに血圧が上がってしまう場合がある。血圧を補助する目的が逆に上がり過ぎてしまい、出血などの合併症を引き起こす可能性がある。いつでもIABPフルサポートを行うわけではなく、手術進行の状況により、バルーンボリュームの調整やサポート比率、場合によってはIABPを停止し、患者の血行動態を安定させる運転操作を行わなければならない。

（鈴木健一）

作動時の注意点

1. 合併症

　バルーンリーク：本体アラームの確認／体外チューブ内の血液の有無（赤褐色／粉末状）
　下肢の虚血：下肢脈拍の触知（強弱／左右差／色調／温度差）／痛みしびれなどの自覚症状
　感染：挿入部位における発赤，腫脹，疼痛などの感染徴候
　血管損傷：動脈瘤破裂，血管解離の徴候，内出血の有無
　血小板減少：血小板数確認／鼻粘膜や消化管の出血傾向
　血栓症：末梢循環障害

挿入部位の出血：出血量の程度

2. バルーン穿孔

ⅰ） 原因
①バルーン膜と血管内部の石灰化病変部位との接触による摩耗
②バルーンねじれや屈曲による疲労破壊
③バルーン膜の損傷（挿入時）

ⅱ） 徴候
①カテーテル内部に血液や赤褐色の異物がある（図1）。
②本体の駆動停止（アラーム）
放置したら…
バルーン内部で血液が凝固し，抜去困難となる。外科的処置にて抜去が必要となる。

ⅲ） 注意
機器側：ガスリーク，破裂，駆動停止，充填のための一時停止，電源確保
挿入時：大動脈解離，動脈穿孔
使用時：AR，臓器虚血，下肢虚血，感染，血小板減少，出血，抗凝固法

3. off pump coronary-artery bypass grafting（OPCABG）

a. OPCABG 時

　当院では OPCAB を施行する際，左主冠動脈に病変がある場合は，IABP を挿入する。理由としては吻合場所により脱転を余儀なくされ，心拍出量が減少し血行動態が不安定になった場合でも IABP 効果により血行動態が安定し，また，冠動脈血流が保たれるからである。

b. IABP を使用した OPCAB 時の注意点

　CABG を行う際，大伏在静脈をグラフトとして採取できるよう仰臥位＋下肢屈曲位をとるが，この体位は鼠蹊部を曲げる格好となってしまう。基本的に

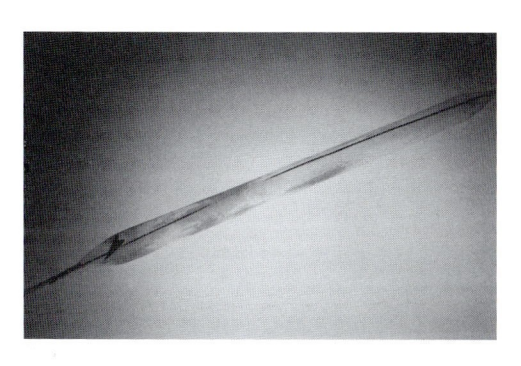

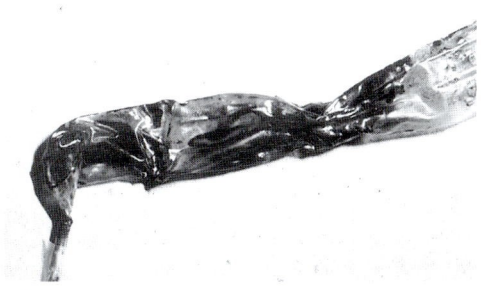

図1　バルーン穿孔の徴候

IABPは鼠蹊部から挿入されているため，バルーンシャフトが折れ曲がってしまう場合がある。

体位を固定した後で，なんらかのアラームが連続して鳴る場合には，いったん手術の進行を止めてでもバルーンの確認を行う。バルーン内圧波形での確認も重要である。吻合中にIABPが正常作動しなくなっては命取りである。

c. 脱転時の心電図電位低下

OPCAB時に血行動態を安定させるためIABPを挿入して手術を行うことがあるが，心臓を脱転した際，心電図上電位が下がりECGトリガーができなくなることがある。モニター上は心停止用の基線で表示される。しかし現実は心停止ではなく拍出している。IABP装置は心停止ととらえアラームが鳴り，機器は停止する。そんなときインターナルで作動すればタイミングが狂い逆に心負荷が大きくなってしまう。心電図の誘導を変えるなど，対処が必要になる

が，臨床工学技士はIABPが作動できないことを術者，麻酔科医に報告し，脱転の位置を変えてもらうなどの処置を行ってもらう。IABPは簡易的に機械的補助が可能であるが，設定しだいでは逆効果をまねくこともある。

4. 電気メス使用時のトリガー選択

現在のIABPはほとんどがオートで作動し，基本的にはボタン一つで作動する。しかし手術時にECGトリガーにて作動する場合，電気メスの使用中はノイズが入ってしまい，IABPは停止してしまう。それを防ぐためには動脈圧トリガーにて作動させると電気メス使用中のIABP停止を防ぐことが可能である。そのときには観血的動脈圧ラインの挿入場所を考慮し若干のタイミング修正が必要となる。

5. IABPのモニター表示

生体情報モニターにおいて，動脈圧表示部の数値が実際の圧波形と異なる場合がある。これは心電図R波と関与しており，ただ単に数値の大きい圧波形の血圧を表示している訳ではない。よって単純にモニター上の最高血圧＝オグメンテーション圧ではない。しかしIABPモードなるものが装備されているモニターが存在する。この場合は最高血圧＝オグメンテーション圧である。各施設で使用している生体情報モニターの取り扱いを参考にしていただきたい。また，IABP機器本体にも各圧力値が表示されるので生体情報モニターとの相違を確認しておくことが大切である。

6. カニュレーションおよび大伏在静脈吻合時の注意点

IABP作動時は大動脈に高い圧力がかかるため，人工心肺の送血に必要なカニューレを挿入する際に過剰な出血を伴いやすい。また，OPCAB時の大伏在静脈を上行大動脈に吻合する際にさまざまなデバイスを使用するが，大動脈を切開して吻合することは同様である。よって吻合する際は，いったんIABPを停止，もしくはバルーンボリュームを低下させ，大動脈内の圧力を低下させ

たうえで切開を行い，出血を抑え，大動脈損傷が起きないようにする。

 起こりやすいトラブル

●手術中の体位変化による血圧表示の違い

　手術室内の生体情報モニターに使用されるトランスデューサーは，手術台に固定されている。一方，IABP機器には通常先端圧が反映され表示されており，IABPのトランスデューサーは駆動装置に固定されている場合が多い。そのため，体位変更時のベッドのローテーションにより，各トランスデューサーの高さが異なってしまい，IABPに表示される血圧表示と手術室内生体情報モニターとの血圧表示に大きな差が出てしまう。トランスデューサーの高さの違いを理解しておく必要がある。

●電気メス (図2)

　手術中，電気メスを使用することで心電図モニターにノイズが入り干渉するため，IABP駆動のためのトリガーができなくなる。血圧が安定しているようであれば，血圧トリガーにしておくほうがよい。

●ヘリウムガス

　IABP通常の使用では2時間に1回，回路内のヘリウムの交換を行う。しかし手術室では，電気メスノイズ対策をしていない場合（心電図同期不良），手術操作（血圧同期不良），ベッドのローテーション（カテーテルキンク）などにより駆動停止する場合が多い。そのため，通常よりも多くヘリウムを使用する。残量は下限アラームを有する装置が多いので下限値に近いボンベは交換することが必要である。

●挿入時のバルーン収縮

　挿入時にIABPバルーンのガスライン末端に一方弁を付け，バルーン内を陰圧にしてから挿入するが，開始時にこの作業を怠ると，IABPバルーンがうま

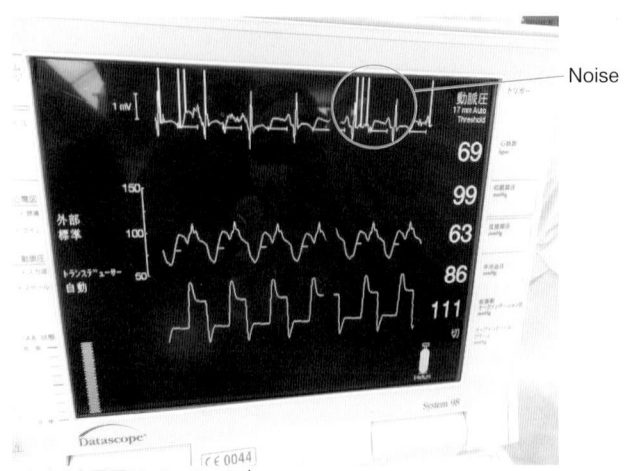

図2　電気メスによる心電図モニターのノイズ
電気メス使用でノイズが混入しているが動脈圧でのトリガーのため安定した血行動態が得られている．

く縮まずバルーンを損傷する危険性がある．また，IABPスタート時に何度か手動でヘリウムを送り込み，IABPバルーンを膨らます作業が必要である．アンラッピングを行わないとうまくバルーンが膨らまず，IABP効果が得られない．

● 一方弁外し忘れ

　あるメーカーのバルーンに関しては，一方弁を付けたままでも延長ラインが接続できるものがあるため注意する．一般的には一方弁を付けたままではバルーンが膨らまない．

● カテーテルキンク（図3）

　IABP駆動装置とベッドの位置の関係により，カテーテルキンクの可能性がある．特に手術中は体位変化のためのベッドローテーションがあり，滅菌オイフでガスラインが見えない．体位変化のたびに血圧変化とキンクの確認が必要である．

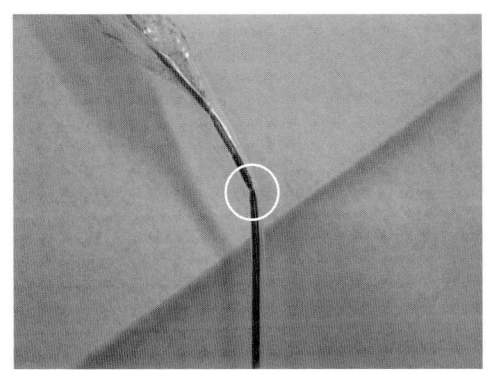

図3　カテーテルキンク

●同期不良
　緊急時導入初期は，心電図，血圧ともに不安定な場合が多く同期不良のアラームが鳴りやすい。どちらか安定しているほうを選択し，駆動させることが望ましい。

（鈴木健一）

2: 経皮的心肺補助／体外膜型肺

目的・目標

はじめに

　経皮的心肺補助（percutaneous cardiopulmonary support：PCPS）と体外膜型肺（extracorporeal membrane oxygenation：ECMO）は，いずれも血液を体外に導出し酸素化したのちに体内に送出する閉鎖回路である。本質的には同じもので，違いは送血部位にある。血管アクセス部位が①静脈脱血－動脈送血の場合には PCPS，②静脈脱血－静脈送血の場合には ECMO と呼ばれる。ただし，PCPS の名称は欧米では一般的ではない（図1）。

　PCPS は循環虚脱となった場合でも体血流を維持することができるが，循環動態は生理的なものとは異なり，それは送血部位に依存する。血流量はある程度まで増やすことはできるが，必ずしも十分な体血流が得られるわけではない。また PCPS によって得られる全身の血流分布を推測し，適切な呼吸循環管理が必要である。特に脳への血流が適切に維持されているか否かは重要なポイントである。PCPS が適応となる場合には心機能も低下しているので人工呼吸器の設定にも配慮が必要であり，大動脈内バルーンパンピング（intraaortic balloon pumping：IABP）の併用も考慮すべき場合もある。体血圧が維持されているだけでは不十分であり，全身の血流分布を推測しながらの呼吸循環管理が求められる。

　ECMO は心機能が保たれている重症呼吸不全が適応となる。本質的には PCPS と同じなので，心不全などにより循環動態が維持できない場合には送血部位の変更により PCPS として使用することになる。なお，ECMO の成人呼吸不全に対する使用ついては ELSO（Extracorporeal Life Support Organization）からガイドラインが出ている[1]。

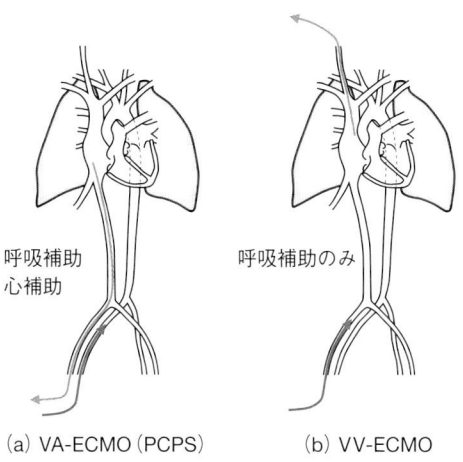

(a) VA-ECMO（PCPS）　　(b) VV-ECMO
図1　PCPSとECMOの送脱血部位の違い

　PCPSは"血液ポンプとして遠心ポンプを用いて脱血し，膜型人工肺で酸素化された血液を全身に還流する閉鎖回路を用いた補助循環"と定義され（PCPS研究会），ECMOは"膜型肺を使用し，血液を酸素化させる体外循環すべて"のことを指している。したがって将来的にはわが国においてもPCPSはECMOとして扱われる可能性も考えられる。

　PCPS／ECMOの目的はいずれも最終的には組織の酸素化である。目標は血液の酸素化と循環動態の維持である。ECMOの目標は血液の酸素化であるが，PCPSの目標は循環動態の維持に重点がある。劇症型心筋炎や心筋梗塞などによる心原性ショック，sepsisなどのショック状態においてもPCPSには適応がある。

　PCPS作動時の場合には循環動態を推測し，効果的な組織の酸素化を考慮する。心機能が正常で肺の酸素化能を低下させたPCPSの動物実験モデルでは，送血を大腿動脈から左鎖骨下動脈に変更すると脳の酸素飽和度が54.2±3.4％から82.3±4.6％に上昇し，脳の酸素化の改善が得られた[2]。つまり，肺機能が低下している場合，脳の酸素化は大腿動静脈から送脱血を行っている

限りは不十分である[3]。したがって,肺機能,特に酸素化能が低下している場合には適切な人工呼吸管理が重要であり,血管アクセスが異なる ECMO と違い,酸素化された血液の分布に留意する。

また,IABP との併用は拍動性の PCPS よりも平均頸動脈圧を有意に高く維持する[4]ので,脳血流に対して有利と考えられる。

大動脈内で PCPS からの血流が届くのは横隔膜以下のレベルまでで[5],それより中枢側の酸素化は心機能と肺機能に依存する。PCPS は脱血により前負荷を減少させるが,送血により後負荷を増大させるので,心機能を補助し横隔膜よりも中枢側の血流を維持するためにも IABP が有用である。IABP の systolic unloading により後負荷が軽減し forward output が上昇するので,PCPS と IABP の併用は心機能を補助するという点で理にかなっている。心原性ショックに対する臨床的な有用性があり[6],実験的には心筋酸素需要バランスを改善し[7]心筋虚血に対する治療効果も PCPS 単独よりも高い[8]ことが示されている。

ECMO は肺機能を代替し血液の酸素化を得るのが目標である。ARDS,重症感染症などによる可逆的な重症呼吸不全が対象である。本質的には PCPS と同じであるが,肺機能の代替により全身の酸素化を行いながら肺の機能回復を待つことに重点が置かれる。

【文 献】

1) Organization ELS. Extracorporeal Life Support Organization Guidelines. http://www.elso.med.umich.edu/Guidelines.html 2009.
2) Wada H, Watari M, Sueda T, et al. Cerebral tissue oxygen saturation during percutaneous cardiopulmonary support in a canine model of respiratory failure. Artif Organs 2000;24:640-3.
3) Wickline SA, Soeter JR, McNamara JJ. Oxygenation of the cerebral and coronary circulation with right axillary artery perfusion during venoarterial bypass in primates. Ann Thorac Surg 1977;24:560-5.
4) Lim CH, Son HS, Baek KJ, et al. Comparison of coronary artery blood flow and hemodynamic energy in a pulsatile pump versus a combined nonpulsatile pump and an intra-aortic balloon pump. Asaio J 2006;52:595-7.
5) Soeter JR, Smith GT, Anema RJ, et al. Distribution of oxygenated blood in femoral and brachial artery perfusion during venoarterial bypass in primates. J Thorac Cardiovasc Surg 1973;65:825-9.

> ### PCPS と ECMO の歴史
>
> PCPS は 1957 年に Stuckey が急性心筋梗塞による心原性ショックに対し，機械的補助循環を用いて救命に成功した報告が最初である[9]．しかし，外科的処置の必要な体外循環の使用は煩雑で，主に心臓血管術後など，外科領域での使用に限られていた．
>
> 1983 年に Philips が経皮的挿入が可能なカニューレシステムを開発し[10]，経皮的心配補助法として広く普及することになった．
>
> ECMO の最初の成功例は，1971 年の Kolobow の実験報告である[11]．
>
> Bartlett は 1976 年に新生児の術後心不全，RDS，胎児循環遺残などに対して ECMO を使用し救命に成功した (血管アクセスでみると PCPS に相当する)[12]．以後，新生児に対する ECMO は急速に普及することになる．
>
> 一方，1970～80 年代の成人呼吸不全に対する治療成績は悪く，1979 年の RCT でも成人 ARDS の予後改善効果は認められなかった[13]．
>
> 1997 年に Kolla が成人呼吸不全に対する ECMO の有用性を報告したのち[14]，2009 年の CESAR study により成人呼吸不全に対する ECMO の有用性が証明された[15]．
>
> 2009 年に流行した H1N1 インフルエンザにより多くの患者が呼吸不全となったが，ECMO により救命され[16]，現在は重症呼吸不全に対する治療方法として ECMO は重要な位置を占めることになった．

6) Phillips SJ, Zeff RH, Kongtahworn C, et al. Benefits of combined balloon pumping and percutaneous cardiopulmonary bypass. Ann Thorac Surg 1992；54：908-10.
7) Sauren LD, Reesink KD, Selder JL, et al. The acute effect of intra-aortic balloon counterpulsation during extracorporeal life support：an experimental study. Artif Organs 2007；31：31-8.
8) Lazar HL, Treanor P, Yang XM, et al. Enhanced recovery of ischemic myocardium by combining percutaneous bypass with intraaortic balloon pump support. Ann Thorac Surg 1994；57：663-7；discussion 7-8.
9) Stuckey JH, Newman MM, Dennis C, et al. The use of the heart-lung machine in selected cases of acute myocardial infarction. Surgical forum 1957；8：342-4.
10) Phillips SJ, Ballentine B, Slonine D, et al. Percutaneous initiation of cardiopulmonary bypass. Ann Thorac Surg 1983；36：223-5.
11) Kolobow T, Spragg RG, Pierce JE, et al. Extended term (to 16 days) partial extracorporeal blood gas exchange with the spiral membrane lung in unanesthetized lambs. Transactions-American Society for Artificial Internal Organs 1971；17：350-4.
12) Bartlett RH, Gazzaniga AB, Jefferies MR, et al. Extracorporeal membrane oxygenation (ECMO) cardiopulmonary support in infancy. Transactions-American Society for Artificial Internal Organs

1976 ; 22 : 80-93.
13) Zapol WM, Snider MT, Hill JD, et al. Extracorporeal membrane oxygenation in severe acute respiratory failure. A randomized prospective study. Jama 1979 ; 242 : 2193-6.
14) Kolla S, Awad SS, Rich PB, et al. Extracorporeal life support for 100 adult patients with severe respiratory failure. Annals of surgery 1997 ; 226 : 544-64 ; discussion 65-6.
15) Peek GJ, Mugford M, Tiruvoipati R, et al. Efficacy and economic assessment of conventional ventilatory support versus extracorporeal membrane oxygenation for severe adult respiratory failure (CESAR) : a multicentre randomised controlled trial. Lancet 2009 ; 374 : 1351-63.
16) Davies A, Jones D, Bailey M, et al. Extracorporeal membrane oxygenation for 2009 influenza A(H1N1) acute respiratory distress syndrome. Jama 2009 ; 302 : 1888-95.

(金　徹)

作動原理

1. PCPS と ECMO

PCPS と ECMO の作動原理は基本的に同じであり，回路の基本はシンプルである(図1)。

PCPS は基本的に静脈-動脈バイパスであり，肺機能を一部代行して血液酸素化を補助し，送血する血液流量をコントロールし，血行動態を流量のみで補助する機能である。現在は送血カニューレを大腿動脈から経皮的に挿入するのが大半であり，逆行性送血となる。

心臓に対し，静脈から脱血を行うには前負荷の軽減となるが，逆行性送血は後負荷の軽減は期待できず逆に増加する。流量を増加すればなおさら負担は大きくなる。これは心筋酸素消費量，心仕事量の増加をまねき，心臓への負担は大きくなる。これに IABP を併用した場合，systolic unloading により後負荷が軽減され，なおかつ横隔膜よりも中枢側の血流を維持することができる。

また，心機能はある程度保たれているが，肺機能に問題がある場合には，PCPS から送血された動脈血と自己心から拍出された十分にガス交換が行われていない動脈血が体をめぐることとなり，各部位での動脈血酸素飽和度が異な

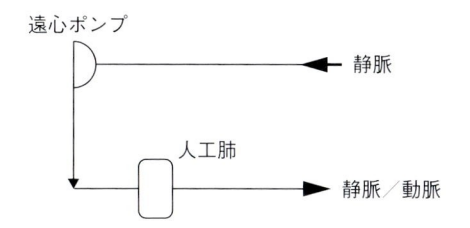

図1　PCPSの基本回路

ることが起こりうる。よって異なる部位での動脈血酸素飽和度測定が必要になる。

　ECMOは静脈-静脈バイパスである。本章最後に日本医科大学付属病院集中治療室方式（日本医大式）を紹介する。基本的にはPCPSと同様であるが，長期治療に及ぶ呼吸不全に対する治療に適するように改良が加えてある。

2. PCPSの基本構成（図2）

a. PCPS駆動装置

　流量補助を行うための装置である。駆動装置は，制御装置，外部モーター，ポンプヘッドで構成される。

　コーンを回転させる方法は，モーターユニットの永久磁石と磁気結合により回転させる方法がある。後負荷により流量が変化するため，電磁または超音波血流量計が必要である。また，移動する機会が多いためバッテリーが内蔵されている。

　拍出の原理は，ポンプヘッドへ流入した血液が回転コーンと接触することにより，粘性を介して遠心力により流出部より排出される。内部には弁をもたないため，乱流は少なく定常流である。

b. PCPS回路

　PCPS回路は人工肺，熱交換器，遠心ポンプヘッド，ヘパリンコーティング回路で構成される。当院では，ホルダーにセットするだけのオールインワン回路仕様を使用している。現在PCPS回路はヘパリンコーティングされている

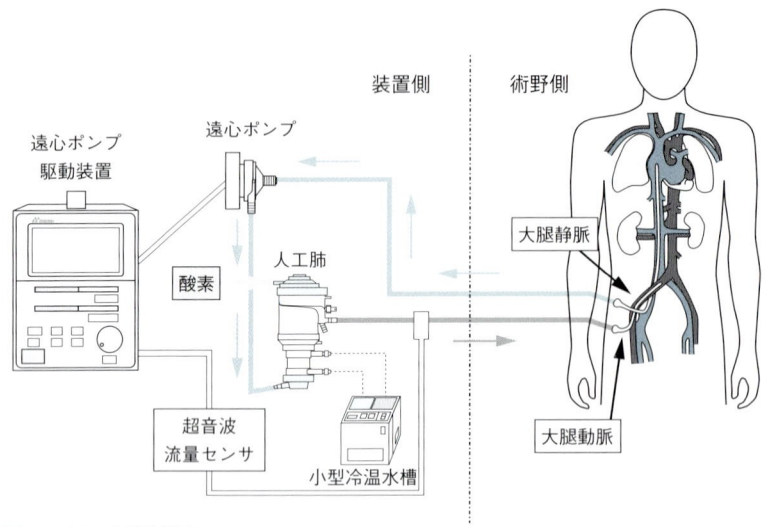

図2 PCPSの基本構成

ものが主流である。目的は，長時間の体外循環である。

　人工肺（熱交換器）は酸素化（温度管理含む）を行うためのものである。現在は多孔質膜外部灌流方式人工肺が主流である。この方式がとられる理由としては，①高いガス交換効率である，②低充填量である，③小膜面積である，④圧力損失が少ないなどが挙げられる。さまざまな理由によりコーティング（ヘパリンやシリコン）されている人工肺もある。

　遠心ポンプヘッドの種類には，円錐コーン型，羽根車型，流路型などがある。

c. 送脱血カニューレ

　当院では，緊急PCPSの場合に限り，セット化された大腿動脈用カニューレ16 Fr，大腿静脈用カニューレ20 Frを使用している。いずれもヘパリンコーティングされている。

　それ以外のECMOなどの場合はセット化されたカニューレではないため，体形と必要血液流量に応じてカニューレサイズを選択する。

〔鈴木健一〕

操作方法

1. 臨床工学技士の役割―具体的に何をする？―

　PCPSとは心不全に対する流量補助である。静脈血を人工肺を用いて酸素化し，遠心ポンプを用いて動脈に送血することで血行動態を保つ機械的補助循環法である。今日では心蘇生，循環補助，移植までのブリッジなどに使用されるが，この場合は集中治療室での治療のツールとしてであり，本稿の目的とは異なる。ここでは当院手術室において緊急時にPCPSを使用する際の臨床工学技士の役割を述べる。

2. 管理編

　PCPSは人工心肺操作とは異なり，迅速にかつ容易に体外循環ができることが最大の長所である。したがって，ポンプをスタートするまでに時間がかかっては意味がない。1秒でも早いセットアップをし，体外循環をスタートできる体制を整えておくことが重要である。

　どの施設でもPCPSが手術室にあるとは限らないが，どんな状況にも対応できるように準備されていなくてはならない。

a. スタンバイ

　当院では予備の生体情報モーターや人工心肺周辺装置とともに機器管理室に常備してあるが，PCPS，IABPは必ず最前列に並んでいる。もちろん充電状態にしてある。実際に稼働率が少なくてもすぐに出動できなければ意味がない。PCPSには冷温水槽も備わっていると思うが，当院では運ぶときに重くなるため水は入れていない（実際に後からでも遅くはない）。

　心肺ホルダーなどは固定でスタンバイしている。ホルダーを装着しているとかなり邪魔になるが緊急のたびにホルダーの角度を合わせ直すほど手間なこ

とはない．緊急時はホルダーに回路をはめるだけのシンプルなほうがミスをなくすことにもつながる．

緊急用にPCPS回路，送脱血カニューレ，プライミング液，コネクタ，ディスポ手袋など，使用するものはすべて一式にまとめておく（準備物を探しにいろいろ走り回っていたのでは…トホホである）．また，移動の際に酸素ボンベが空になれば，人工肺でのガス交換ができず，最悪の結果になる可能性があるので，酸素ボンベの残量も確認しておく．

酸素／圧縮空気のパイピングホースは大きく巻いておく．小さくコンパクトに巻いておくとホースに癖がつくことで準備に遅れるため，ホースは巻いている輪が大きければ大きいほどよい．また，小さく巻いておくと，壁配管につないだときに輪ができてしまい，結果，足を引っ掛けるなどスタッフのけがのもとになりかねないので危険である．

b. 使用後

定期的な点検（準備物も踏まえて）はチェックリストを用いてチェックしておく．"いざ"というときに使えないのでは機器管理失格である．当院においては週1回保守点検を行っている．

〔緊急時に思うことだが，消防車のように常に緊急に備え準備されているのと似ているような気がする．火事の際に消防車のガソリン（軽油？）がなかったら，また，消火の際にホースに亀裂が…なんてことがあれば大問題である．緊急時にいつでも稼働できる状態にしておくことが安全な医療につながるといえる．〕

3. 準備編

PCPSを使用するような急変が起きた臨床現場はまさに戦場である．臨床工学技士は機器をスタンバイしプライミングを行う．緊急時であるがゆえ人工心肺時のようなさまざまな薬物準備の必要はなく，一刻も早く全身循環を維持させるのが最大の目的となる．

プライミングは晶質液をすばやく回路内へ流しエア抜きを行う。当院ではPCPS開始までの準備時間を2分以内としている。

一つ一つの術式における機器配置は施設ごとにマニュアル化されているが，万が一を想定した機器配置が必要である。特に電源配置やパイピングなどが重要になる。また，手術に携わるスタッフによる定期的な訓練を行うことにより，急変時によりスムーズな対処ができるのではないかと考えられる。PCPSを急遽使用するような場面は一刻を争う事態であり，スタッフ全員が最悪の事態に対する対処法をチームで身に付けることが必要である。

a．施行前

手術室の外でプライミングを行う。その理由として，精神的に落ち着きが保てる点とスタッフが行き交う動線を機器が邪魔をしないメリットがある（心臓血管外科専用の手術室なら人工心肺装置分のスペースの余裕はあるかもしれないが，どんな手術室でも広い訳ではない）。

PCPS本体をどの術式でどの位置に配置するか，日頃から確認しておくことが重要である。もちろんパイピングや電源なども考慮しておくことが大事である。

b．プライミング（priming）方法

PCPSは人工肺，遠心ポンプおよび血液回路によって構成されている。プライミングは回路に接続されているプライミングラインから生理食塩液などを落差にて満たす。

送血側，脱血側をある程度満たしたら遠心ポンプをポンプヘッドに装着し，遠心ポンプを回転させる。残存した空気は，人工肺で除去されるため，特に血液回路を外して抜くというようなことはしない。

サンプルラインなどの側枝を生理食塩液で満たしたらプライミングは完成である。

※注意項目

リザーバー有／無，遠心ポンプの向き，プレコネクト：折れ曲がり（キンク）・突っ張り，カニューレ接続時のエア抜き，枝のエア抜き，三方活栓の向き

c. 遠心ポンプの比較

各社遠心ポンプの回転数などの特徴を表に示す(表1)。

> 確認事項

PCPS の適応基準は本来時間的余裕がない場合がほとんどのため，この項では救急車(ヘリコプター)の到着に十分時間がある場合を前提に解説する。

●挿入時
①最低限必要な物品を準備する。
・PCPS 装置
・PCPS 回路
・送血，脱血カニューレ
・酸素(圧縮空気)：ボンベまたは壁配管
・プライミング液(生理食塩液)
・耐圧管の延長
②送脱血カニューレを術者に渡したら，機器側の準備をする。その際ヘパリンの投与の確認をする。
・電源を接続する。
・PCPS 装置の電源を立ち上げる。
・PCPS 回路を装置にセットする。
・PCPS 回路をプライミングする。
③準備を進めながら，カニューレの挿入進行状況を確認する。機器側準備にかかる時間はカニューレ挿入に間に合うように準備する。その後 ACT の確認をして術野でカニューレと回路の接続を行う。エアの有無を確認して PCPS をスタートする。

その後，脱血の確認（回路の震え，血圧，CVPなど），酸素化の確認（回路の色，ブレンダー）駆動装置の使用中点検（血流量，回転数，バッテリー残量，ブレンダー酸素供給量など）を行う。

●患者入室前
・必要物品すべての準備
　PCPS駆動装置，PCPS回路，送脱血カニューレ，酸素供給ブレンダー（酸素ボンベ），冷温水槽
・PCPS駆動装置，冷温水槽の始業前点検
　機器の電源接続，機器の電源の立ち上がり，バッテリー残量，酸素ボンベの残量
・駆動装置，耐圧管の配置
　電源コード，耐圧管を踏まれないように配線する。
・回路のプライミング
　エアの確認
・患者移動時のライン準備
　搬送途中でのライン引っかかり予防を必ず確認する（患者と回路，回路と本体，本体を移動する役割を決めることが望ましい）。また血液回路キンクのおそれもあるため注意が必要である。

●PCPS導入
・ACTの確認
　200秒以上になるようにコントロールする。
・送脱血カニューレ挿入
　挿入場所，留置位置の確認
・回路を接続
　送脱血カニューレと回路を接続する。

機能区分	一般型				
ポンプヘッド名称	BP-80	BP-50	CX-SP45	HPM-15	HPM-05
ポンプヘッド外観					
製造元	メドトロニック (バイオメディカス)		テルモ	日機装	
販売元	メドトロニック		テルモ	泉工医科	
形状	コーン型		直線流路型	直線インペラー型	
充填量 (mL)	80	50	45	25	
最大流量 (L/min)	10	1.5	10	8	4
ポートサイズ	3/8	1/4	3/8	3/8	1/4
重量 (g)	290	220	255	145	
回転軸形式	密閉型		閉鎖型	半開放型	
回転軸支持点	2点		2点	2点	
駆動装置名称	バイオコンソール560		キャピオクス SP-101	HAP-31	
駆動装置外観					
製造元	メドトロニック (バイオメディカス)		テルモ	日機装	
販売元	メドトロニック		テルモ	泉工医科	
最高回転数	4500		3000	5000	
装置重量 (kg)	21		14	9.5	
コンソール無の稼動	不可		不可	不可	
流量計	電磁式		超音波ドップラー式	超音波ドップラー式	
透明液の流量計測	○		×	×	
セルの必要性	必要		必要	不要	
圧力センサー	○		×	○	
バブルセンサー	○		×	×	
レベルセンサー	○		×	×	
温度モニター	×		×	×	
流量コントロールモード	×		×	×	
オートクランプ・オプション	○		×	×	

表1 遠心ポンプ比較表

長期使用型					
ジャイロポンプ	レボリューション	ミクスフロー7	ミクスフロー3	ロータフローポンプ	
京セラ	ソーリン・グループ（コーブ）	JMS		マッケ・ゲティンゲ（ヨストラ）	
メドトロニック	ソーリン	JMS		マッケ，コスモテック	
直線インペラー型	曲線インペラー型(12枚)	曲線インペラー型(6枚)		曲線インペラー型(4枚)	
40	57	20	18	32	
10	8	7	3	10	
3/8	3/8	3/8	1/4	3/8	
124	95	42	40	23	
開放型	開放型	開放型		開放型	
2点	2点	2点		2点	
バイオコンソール560	SCPシステム	ミクスフローコンソール		ロータフローコンソール	
	コンソール無(S3,SC組込)	コンソール有(スタンドアローン)			
メドトロニック（バイオメディカス）	ソーリン・グループ（スタッカート）			マッケ（ヨストラ）	
メドトロニック	ソーリン	JMS		コスモテック	
4500	3500	6000		5000	
21	6.5　（コンソール20）			15	
不可	スタッカートS3/SCにて可能			HL20にて可能	
電磁式	超音波トランジット式			超音波トランジット式	
○	○			○	
必要	不要			ポンプヘッド組込型	
○	○			△(HL20/30組み込み時可)	
○	✗			○	
○	✗			○	
✗	○(SCPC標準装備)			△(HL20/30組み込み時可)	
✗	○			○	
○	○	(開発中)		(開発中)	

表1　遠心ポンプ比較表（つづき）

●駆動開始
・脱血の確認
　回路のふるえ，血圧，CVP の確認
・酸素化の確認
　送脱血の色の差
・使用中の点検
　血流量，回転数，バッテリー残量，ブレンダー酸素供給量の確認

●導入後
・電源の確保
　PCPS 駆動装置，冷温水槽の単独での電源確保が必要
・酸素ラインの確保
　移動時は酸素ボンベで移動するが，入室後は壁配管に切り替える必要がある。酸素残量が少ない場合もあるため，残量を確認しておく必要がある。
・情報の確認
　遠心ポンプ駆動装置の回転数，流量。バイタルモニターの心電図，血圧，サチュレーション。PCPS 回路のふるえ（脱血不良など）

●冷温水槽を含めた電源確保
　IABP の項でも述べたが，手術室へ入室してくるまでは，バッテリー駆動にて PCPS が作動している。また，熱交換器を有する場合は冷温水槽が移動中，稼働できない場合が大半である。入室した際は，まず電源をバッテリー駆動から通常電源駆動に速やかに変更させる。
　施設により手術室と集中治療室が同一フロアにある場合もしくは，全く違うフロアにある場合と，バッテリー駆動にて移動してくる時間はさまざまである。冷温水槽の大半は電源を入れただけでは駆動しないので，いくらあわてていても，駆動スイッチおよび設定温度の確認を行う。電源に関しては，PCPS 電源位置のマニュアル化を行い，スタッフ全員で把握しておくのが望ましい。

●ベッド移動時の血液回路キンクおよびカニューレ抜去

　PCPSは基本的に大腿動静脈からの送脱血である。患者の身長やベッドの長さに対し，PCPS回路に余裕がない場合がある。手術台への移動の際は，患者と回路，回路と本体，本体を移動する役割を決め，万が一抜けてしまった場合は大出血となることを考慮し慎重にベッド移動を行うことが重要である。また，移動時に回路をキンクさせてしまうこともあるので，注意が必要である。

　移動時に回路ばかりが気になり，肝心の生体情報やPCPSの流量を，どのスタッフも見落とす可能性があるので，移動時の役目を決めておくとよい。

●PCPSの場所確保，人工心肺との位置関係，電源との位置関係

　PCPSを装着しながらの手術室入室の場合，PCPS本体の位置をあらかじめ決めておくことが大事である。集中治療室およびカテーテル室ではベッド脇に位置づけられていると思うが，手術室では手術のための器械台が入り，執刀医や手洗い看護師の立ち位置もある。また人工心肺装置などの位置も確保しなければならず，必ずしもPCPS本体がベッド脇に置けるとは限らない。それにもまして，PCPS回路の長さにより設置位置の自由度があまりない。左右どちらの大腿動静脈からアプローチされているかによっても場所は限定される。

　緊急入室時の場合の定位置を考えておくことが安全かつスピーディーであり，その場所にあわせた電源の延長やパイピングの延長などを準備しておくことが大事である。

●手術室へ移動中使用した酸素ボンベからパイピングへ

　PCPSの移動中は酸素ボンベを使用している。手術室入室後も酸素ボンベを使用しても問題にはならないが，万が一酸素ボンベが空になってしまった場合は，人工肺でのガス交換ができなくなってしまい，生命の危機となることもある。酸素ボンベの使用は移動時や緊急時のみと限定し，手術中はパイピングを接続させ，安全な手術を行うべきである。

　また，施設によってはPCPS本体から壁配管のパイピングまでの距離が遠

い場合や，麻酔器，人工心肺装置で配管が塞がれてしまう場合もあるので，Y管や延長配管をあらかじめ用意しておくことも重要である．

● flow の確認

　PCPS の場合，ローラーポンプとは違い，血液流量が一定しない．特に手術時は心内操作時の脱転や出血などにより安定した血液流量が維持されないことが多い．血液流量が安定しないと血行動態が安定せず，せっかくの循環補助も意味をなさない．手術時は血液流量をこまめに確認し，その都度適切な処置を行う．循環補助の意味をなさない PCPS は ACT を無駄にのばし出血を助太刀するただの悪者である．状況によっては人工心肺に早急に移行させ安定した血行動態を確保することも必要である．

● バックアップおよび緊急用手駆動装置の準備

　普段，PCPS 装置は臨床工学技士により，始業点検や保守点検を行い万全な体制でスタンバイされているが，PCPS 装置は機器であるがゆえ，故障がいつ起きてもおかしくない．

　すべての機器にバックアップ機がスタンバイされていれば申し分ないが，そこまで機器が充実している施設はないであろう．

　PCPS システムのバックアップまでとは言わないが，ポンプヘッドやフローセンサーなど，パーツごとのバックアップはできる限り備えておきたい．

　また，急なアクシデントに備えて，緊急用手駆動装置は必ず PCPS 本体と一緒に常備しておき，PCPS 装置が停止してしまった場合はすぐに手動に切り替え，患者の安全を確保することが先決である．常日頃から執刀医，麻酔科医，臨床工学技士，看護師などと緊急用手駆動装置の位置や，バックアップ装置の準備，緊急用手駆動装置の使用方法など，夜間緊急時のスタッフが手薄な場合も想定し，トラブルシューティングをチームで行っておくべきである．

〔鈴木健一〕

作動時の注意点

1. 作動時の注意点―機器側―

各機器電源確保：各機器の無停電電源接続確認
必要物品の確認：機器，回路，カニューレ関係

2. 作動時の注意点―患者側―

患者情報の確認：身長，体重，体表面積，年齢，性別，既往症例など
送脱血回路の状態：血液色／震え
送血流量：遠心ポンプは流量が一定ではない。
回路内圧：急激な変化に注意
ACT（賦活凝固時間）：200–250秒を保つ。
酸素ブレンダーの確認：酸素の確認
バイタル：心電図，各種圧モニター，Sa_{O_2}/p_{O_2}，各種体温
電源の状態：無停電電源の接続確認
人工肺のリーク：長時間の体外循環により血漿リークがある。
人工肺の結露：外気の温度差，湿度により生じる。
人工肺ガス交換能低下：長時間の体外循環により生じる。
遠心ポンプからの異音：長時間の体外循環により異音が生じる。
体温低下：熱交換器を使用しない場合に生じる。
エアの引きこみ：ルアーロックの締め忘れによるエアの引きこみ
血流量計の確認：接続の有無，向き

3. 合併症

出血：ACT延長による出血の助長
血液塞栓症

下肢虚血：カニュレーションによる虚血
血管損傷：カニュレーションによる損傷
感染
溶血：体外循環による溶血

　送脱血は通常大腿動静脈を使用するが，PCPSを長期使用する場合，下肢の虚血の合併症が懸念される．その時は侵襲が大きくはなるが，大腿動脈に人工血管（8mm以上）を吻合し，T字送血を行うと下肢虚血を避けることができる．

起こりやすいトラブル

　以下は作動時の注意点と表裏をなす内容である．作動開始時の注意がいかに重要であるかを認識してほしい．

● 移動中の酸素化不良

　移動中は酸素ボンベで純酸素投与を行っている．しかし，移動中ボンベが空になる危険性があるため，酸素タンク残量を手術室入出時に確認する必要がある．

● 血液回路のキンク

　PCPSの場合，プライミングボリューム削減から回路の長さに余裕がない場合がある．そのため，ベッドのローテーションや，手術中のベッドローテーション時はキンクしやすいことを理解しておく必要がある．

● ACTの確認

　緊急でPCPSを導入した場合などは，ACTが十分に延びていないことがある．導入後早い段階で測定する必要がある．

●接続ミス（動脈と静脈）

　術野で，カニューレのコネクタサイズが同じため，送脱血回路の接続ミスをすることがある．接続時は術者とともに確認する必要がある．

●回路内エアの残存

　超緊急時は一刻も早い導入が望まれ，PCPS回路のプライミングがおろそかになり，人工肺やコーンに空気が残り，十分にプライミングができない場合がある．回路内エアの混入は，重大事故をまねくおそれがあるため，特に慎重に確認する必要がある．

●酸素チューブライン接続忘れ

　血液回路のプライミングに集中し，酸素チューブラインを酸素流量計につなぐことをつい後回しにしがちである．人工肺の酸素化ができなければただの動静脈シャント回路に過ぎないので，一番先に接続するのが望ましい．

●各接続部の緩み

　回路の接続はリザーバーを接続しない限り，送脱血カニューレのみである．しかし，血液回路側枝のルアーキャップが緩んでいることがあるため，再度増し締めする必要がある．

●鉗子の外し忘れ

　精神的または時間的余裕がない場合，"ポンプスタート"のgoサインとともに回転数だけを上げ，送血側のクランプを外し忘れる場合がある．血流量計の数値で容易に確認できるので，落ち着いて施行する．

●脱血不良

　出血時のPCPS導入時によく遭遇する．たいていの場合は，出血によるボリューム不足の場合が多く，輸液もしくは輸血により改善する場合が多い．こ

のような状態が想定できる場合には，リザーバーをあらかじめ用意しておくこともある。

　出血などのボリュームが失われるような状況でない場合は，脱血カニューレの位置やカニューレサイズの誤選択などが考えられる。

●送血量低下

　PCPSは閉鎖回路なので，前述した脱血不良でも送血量低下を認めるが，送血側のトラブルでも送血量低下が起こる要因がある。それは，送血カニューレに血栓を認めた場合や人工肺のツマリが原因の場合がある。よって人工肺前後圧をモニタリング表示しているとトラブルの原因が容易に分かる。しかし，即効導入を求められるPCPS回路には回路内圧に使用する側枝がない場合が多い。

●遠心ポンプ外れ

　急なPCPSの準備時にあわてて遠心ポンプをポンプヘッドに装着すると，しっかりと装着されていない場合がある。それでも遠心ポンプは回ってしまうことがあり，不確実な装着のまま循環補助を始めてしまう。しっかりとロックしたことを確認する。また，不確実な場合は移動の際などに少しの衝撃で外れてしまうことがあるので注意する。

〔鈴木健一〕

日本医大式 ECMO system (図1)

　日本医科大学付属病院集中治療室では重症呼吸不全に対して従来のPCPSと同じシステムを用いて治療を行っていたが，2011年から新しいシステムを構築し治療を開始している。従来のPCPSシステムに追加・変更した項目を以下に挙げる。

　①脱血回路：3/8 inch → 1/2 inch
　②血液回路内の圧力を連続測定
　③血液ポンプ：MAQUET社製 ROTAFLOW® を使用
　④人工肺：NIPRO BIOCUBE® を使用
　⑤静脈血酸素飽和度連続測定
　⑥二酸化炭素流量計を追加

＜当院での ECMO の特徴(図2)＞
1. 脱血回路：3/8 inch → 1/2 inch

　PCPSの脱血回路は通常3/8 inch回路を使用しているのが多数であるが，当院ECMOシステムにおいては1/2 inchに太くしてある。回路を太くすることによって良好な脱血を得るのがねらいである。また患者のベッドを高くすることにより落差を大きくし，さらに安定した脱血流量を得ている。脱血回路が3/8 inchであるPCPS回路では，同じ流量を得ようとした場合，遠心ポンプを高回転で回さなければならなくなり，溶血などの原因となる可能性が大きい。
　臨床現場において良好な脱血が得られず，遠心ポンプを高回転で回したあげく患者に容量負荷して流量を上げる状況を経験したことがあると思われるが，当院のシステムにしてからはそのようなことは一度もない。ECMO管理は数週間から数か月の長期管理であるので，安定した脱血は必須である。

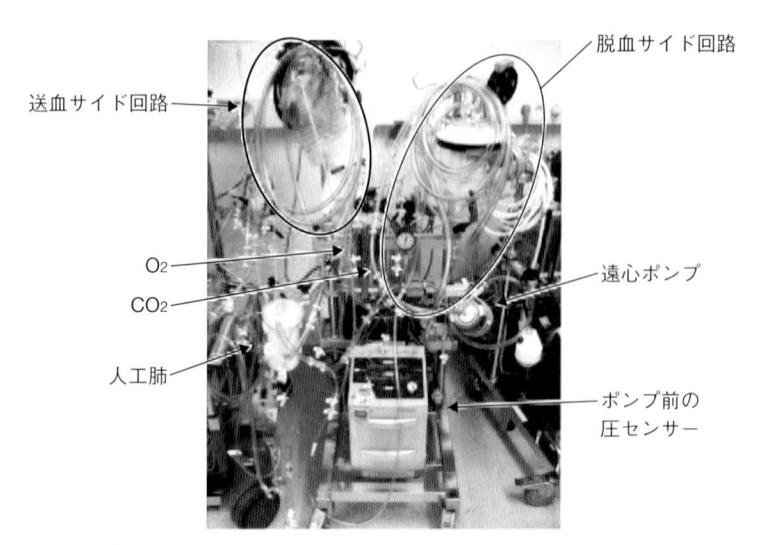

図1　ECMO 本体

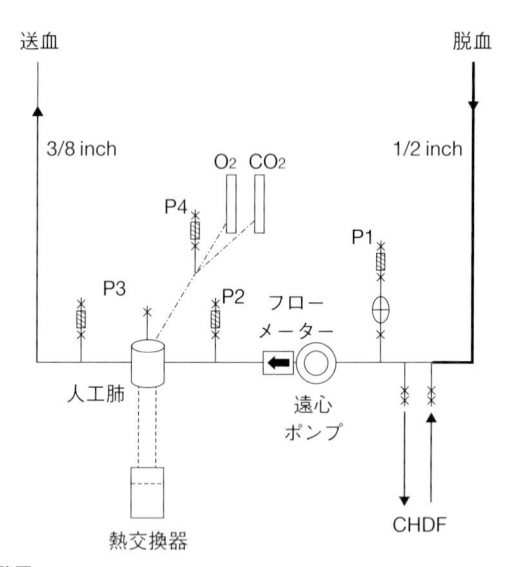

図2　ECMO 回路図

68　循環補助装置

2. 血液回路内の圧力を連続測定

現状の PCPS システムから得られる情報は"回転数","血液流量","回路内圧力1ch"程度である。当院のシステムでは圧力計を4chまで表記できるようにしてある。以下に圧力表記項目を挙げる。4chで回路内を監視することにより流量低下の原因や，人工肺の状況，脱血状況など，回路トラブルの原因を数値化して表記することができる。

＜圧力測定部位＞
　①脱血圧測定（P1）：遠心ポンプの手前
　②人工肺前圧測定（P2）：人工肺の流入口
　③人工肺後圧（送血圧）測定（P3）：人工肺の流出口
　④酸素チューブライン（P4）：酸素流量時にかかる圧力

a. 脱血回路内圧力（P1）

ECMO長期管理において，体外循環中の良好な脱血は重要である。脱血が安定していなければ生命を維持するのも難しくなり，治療どころではない。

脱血量を随時連続モニターで表示することで，適正な脱血量を確認することができ，脱血圧として，通常 −15 〜 −30 mmHg 程度が理想である。前述したが，NEW ECMO システムでは"落差 + 1/2 inch 脱血回路"から高流量を得ることができるので，遠心ポンプ手前の脱血圧は −5 〜 +10 mmHg 程度である。

ELSO（Extracorporeal Life Support Organization）のガイドラインでは −300 mmHg 以下の脱血圧力では溶血が起こると記載されている。このことからも血液にやさしいシステムである。

b. 人工肺前圧測定（P2）：人工肺の流入口／人工肺後圧測定（P3）：人工肺の流出口

当院ECMOシステムでは，遠心ポンプと人工肺の間，および人工肺の後の

2点間の圧力を常時モニタリングしている．

　2点間の圧力差を常時モニタリングすることで，人工肺の状態を把握することができる．例えば，人工肺前圧のみが上昇し，人工肺前後での圧力差が大きくなった場合は，人工肺にできた血栓などが問題であると考えられ人工肺の交換指標となる．一方，人工肺前圧および人工肺後圧ともに圧力が上がるようであれば，送血カニューレの問題や回路のキンクなど送血側の問題が原因であると考えることができる．トラブルは同じ"血液流量低下"でも原因が多数考えられる．個々に圧力計を表示させることにより，原因を数値化した形で特定することができ，早急な対応が可能である．

c. 酸素チューブライン（P4）：酸素流量時にかかる圧力

　酸素チューブの外れ，酸素の流し忘れなどの人工肺での酸素化に対するトラブルを防ぐための圧力監視である．

　設定はアラーム下限を5 mmHg程度に設定し，なんらかの原因で酸素が止まった場合には圧力低下によるアラームが鳴ることで早期発見ができるようにしている．

＜圧アラーム設定とその解釈＞
　P1（脱血圧）：下限値 −50 mmHg …脱血不良
　P2（肺前圧）：上限値 400 mmHg …人工肺消耗
　P3（肺後圧／送血圧）：上限値 350 mmHg …送血不良
　P4（ガス圧）：下限値 5 mmHg …ガス供給停止
　＊：P2−P3＜50 mmHg …人工肺の凝血

3. 血液ポンプ：MAQUET社製 ROTAFLOW® を使用

　MAQUET社製 ROTAFLOW® は，長期使用に関して，多数の文献のあるデバイスであり，使用期間が40日以上の使用が可能というデータも出ている．長期にわたる安定した管理がECMO治療に求められるので有用である．

　従来のデバイスに比べ，溶血や血栓形成ができにくいなどの特徴がある．

4. 人工肺：NIPRO BIOCUBE® を使用

＜ECMO 治療の際に人工肺に求められる条件＞
　①安定した酸素化能
　②安定した二酸化炭素除去
　③長期使用でも血漿リークが起こりにくい
　④圧力損失が低い
　⑤優れた生体適合性など

NIPRO BIOCUBE® は血漿リークが起こりにくく，長時間使用が可能でありまた，圧力損失が低く溶血しにくいという長期体外循環に適した特徴を備えている。

5. 静脈血酸素飽和度連続測定

ECMO 治療の際，静脈血酸素飽和度（$S\bar{v}_{O_2}$）の測定は患者自身の肺におけるガス交換能，リサーキュレーション率（再循環）など，循環状態を把握する指標として重要である。動脈血酸素飽和度（Sa_{O_2}）の値との比較で酸素供給量と酸素消費量から得られる適正流量の設定など ECMO 条件の設定にも重要なパラメータである。

6. 二酸化炭素流量計を追加

従来の PCPS システムには二酸化炭素を流すための流量計が存在せず，血液中における二酸化炭素分圧の調整を酸素流量での調節で行っていたが，低流量では微調節が難しく，結露もできやすくなり管理に難渋していた。1時間に1回程度，人工肺内にできた結露を飛ばすために O_2 フラッシュを行うが，ECMO システムは常時酸素流量を高流量で流しながら，二酸化炭素を一緒に流すことにより，CO_2 の値を一定に保つように二酸化炭素分圧をコントロールできる。

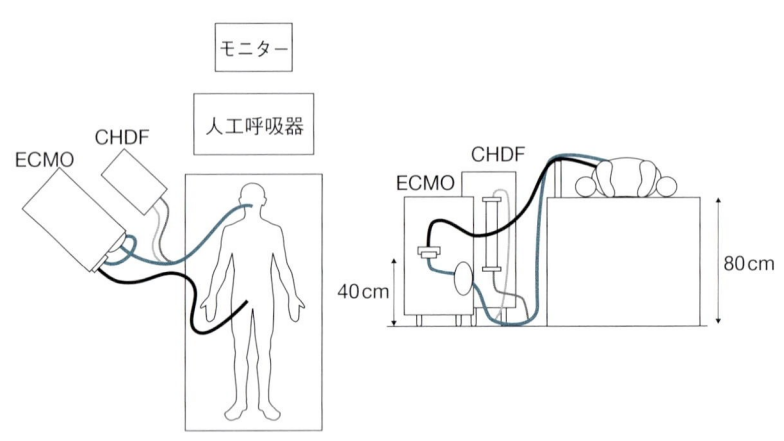

図3 ECMOとCHDFとの並行使用（青が脱血側）

　二酸化炭素流量の設定としては，酸素流量の5%程度で設定し，人工肺前（ガス交換前）の二酸化炭素分圧と人工肺後の二酸化炭素分圧が同じ値になるように二酸化炭素の流量を調節する．
　※CHDFを並行して使用する場合には脱血側に装着する(図3)．

（鈴木健一，小林克也，青景聡之，竹田晋浩）

3: 人工心肺

目的・目標

はじめに

　人工心肺(cardiopulmonary bypass:CPB)は心臓大血管手術において不可欠の装置である。心臓大血管手術の進歩とともに人工心肺装置の必要性が高まり，開発が始まった。1950年代の初めに臨床応用されたが，安全とは言い難いものであった[1]。現在の人工心肺装置の進歩は目覚ましく，心臓生理の知見の増加とともに今日の人工心肺管理は安全に行うことができるようになった。しかし装置は高度化し，複数のポンプを操作し複数のモニタリングをしなければならず，要求される技術レベルは高く，安全性は装置とともに臨床工学技士の技術レベルに依存する。

　人工心肺管理の安全確保においては，一義的には心臓血管外科医と臨床工学技士との連携が重要であるが，導入と離脱においては麻酔科医との連携も重要である。人工心肺導入前の麻酔管理は臨床工学技士とコンセンサスが得られていることが望ましい。そのためにも人工心肺装置と循環生理の理解は不可欠である。

　目的は組織の酸素化・恒常性の維持である。具体的には心肺機能を代替することにより達成する。実際に用いられるのは，ほとんどの場合は心臓血管手術のときであり，完全体外循環時には完全に呼吸機能と心機能を代替する。そのための目標は血液の酸素化と循環動態の維持である。経皮的心肺補助(percutaneous cardiopulmonary support:PCPS)と異なり，循環動態維持のために心機能を必要としない(心機能を維持しながら人工心肺を装着・稼働させることは可能であり，例えばon pump beatingと呼ばれる場合である)。

> **人工心肺の歴史**
>
> 　人工心肺の開発は20世紀初頭から始められていた。人工心肺開発における当初の課題は①可逆的な抗凝固，②赤血球を破壊しない血流ポンプ，③血液の酸素化と二酸化炭素の除去であった。①②は，ほどなく解決したが，血液の酸素化が困難であったという[1]。
>
> 　臨床応用は1950年代の初めである。その成績は生存例が18例中1例と安全とは言い難いものであった。世界最初の臨床成功例は1953年5月6日Gibbon（米国）によって，18歳の大学生に対して行われた心房中隔欠損閉鎖術である[2,3]。
>
> 　わが国では，大阪大学医学部助手の曲直部らが1956年に完全体外循環による開心術に成功している[4]。

　循環動態の維持の本質は血液の灌流であり，循環動態の維持と表現するよりも酸素化された血液の流れを作ると表現したほうが実態には近い。

　人工心肺は概念としては単純なものであるが，必要とされる技術—ハードとソフト—は高度であり，奥深いものである。求められる結果の要求度は高く，重要臓器の恒常性の維持とともに末梢循環も正常に保たれるべきである。

　部分体外循環の場合には人工呼吸が必要となることもあり，組織の酸素化・恒常性の維持のためには人工心肺といえども通常の麻酔と同様の"全身管理"が必要となる。

【文　献】

1) Stoney WS. Evolution of cardiopulmonary bypass. Circulation 2009；119：2844-53.
2) Cohn LH. Fifty years of open-heart surgery. Circulation 2003；107：2168-70.
3) Bloom JP, Yeo CJ, Cohn HE, et al. Surgical innovator, pioneer, and inspiration. Am Surg 2011；77：1112-4.
4) 曲直部寿夫，藤本　淳，星田嘉朗．人工心肺による直視下心臓内手術（本邦に於ける最初の成功例）．臨床外科 1956；11：443-9.

〔金　徹〕

作動原理

　人工心肺の構成は人工心肺装置，人工肺，血液回路，その他の付属回路からなる(図1)。人工心肺装置は，世界初の臨床成功例のMayo-Gibbon型人工心肺装置が基本となっている。人工肺は気泡型，円盤型，膜型があり，現在は膜型が主流である。

　手術の際にはほかに血液濃縮装置と心筋保護装置（使用しない場合もある）が使用される。血液濃縮装置により手術中さまざまな理由によって過剰となった水分を除去する。心筋保護装置は心停止下心臓手術を行う際に必要である。心停止の方法は，K^+による弛緩性心停止である。心筋保護液としてSt. Thomas液（ミオテクター®）が市販されている。

　人工心肺の特殊な使用方法として，脳分離体外循環，大腿静脈−大腿動脈bypass（FF bypass）や左心バイパスなどがある。

1. 人工心肺の一連の流れ (図2)

　一般的には脱血部位と貯血槽液面の高さの差により血液を貯血槽に導く落差脱血方式がとられる。ほかにポンプ脱血方式や，吸引補助脱血法などがある。

　基本は右心房脱血，上大動脈送血にて体外循環を開始する。人工心肺中の血液の流れは，右心房（上大静脈下大静脈）から脱血し，①静脈血貯血槽（血液を貯める），②熱交換器（温度調整），③人工肺（酸素化），④フィルター（異物，気泡の除去）を通り上行大動脈に戻る。

　人工心肺が確立すると，多くは大動脈遮断し，心筋保護による心停止が行われ，そして心停止中適応となった手術術式が行われる。予定術式終了後，速やかなる遮断解除を行い，心拍再開の確認をする。この場合後述の徐脈に対するペースメーカやVFに対する除細動器の準備も進めなくてはいけない。

　昇圧薬などの投与（麻酔科医より）により血行動態の安定が見られたら，ボリュームを体内に戻していき血圧（脈圧）を上昇させていく。その後バイタル

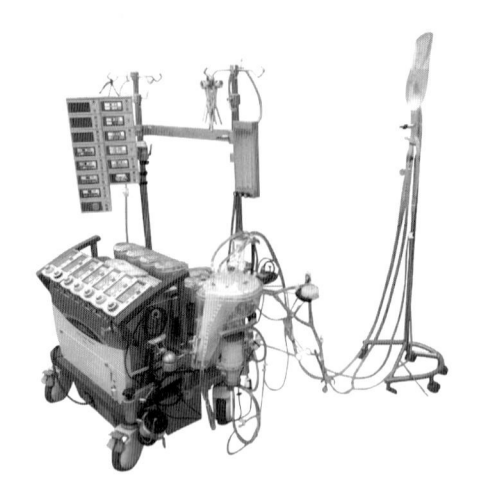

図1 人工心肺

の安定を確認しウイーニングする。

2. 人工心肺の構成

a. 人工心肺装置

　心臓の代わりをするためのポンプである。現在はローラーポンプ(図3-a)と遠心ポンプ(図3-b)がある。

　それぞれ利点，欠点があり(表1)，メインポンプは施設により異なるが，吸引などの他のポンプはローラーポンプが使用される。

b. 人工心肺回路

　血管の代わりをするためのものである。材質はポリ塩化ビニル（PVC）が主流である。

c. 人工肺（熱交換器）(図4)

　酸素化（と温度管理）をするためのものである。現在は多孔質膜毛細管型外部灌流方式人工肺が主流である。理由としては，①高いガス交換効率である，②低充填量である，③小膜面積である，④圧力損失が少ないなどがある。ヘパ

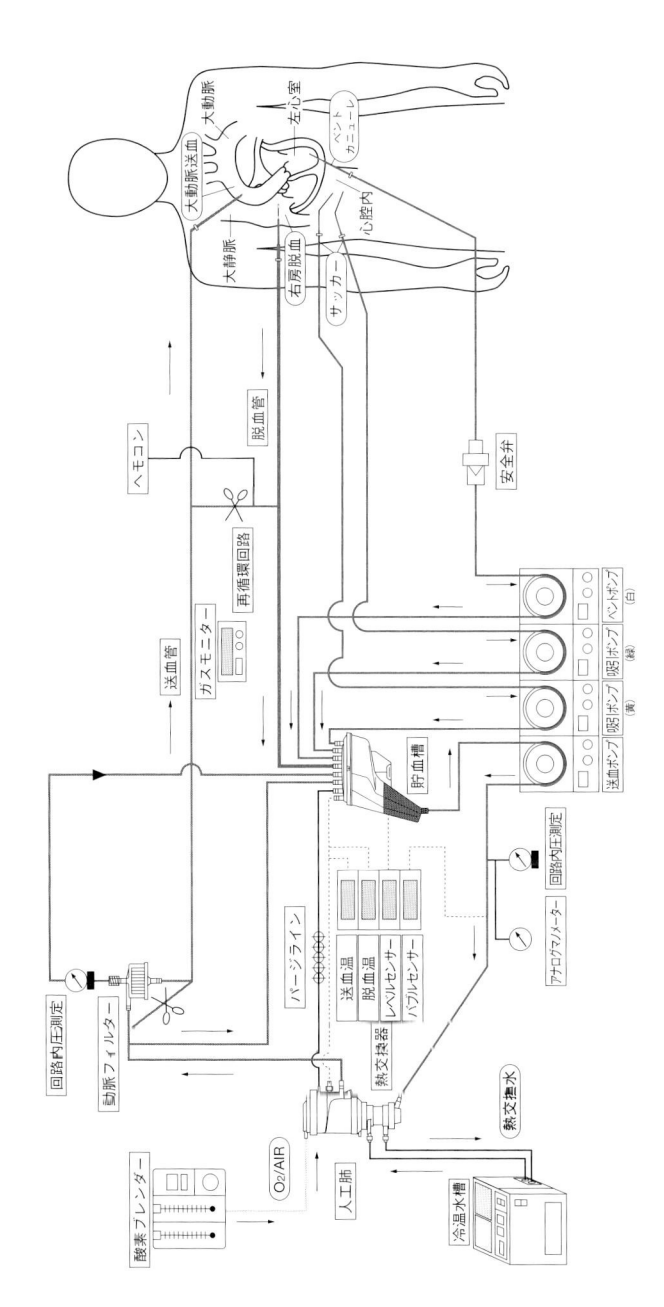

図2 人工心肺システム
（日本医科大学付属病院）

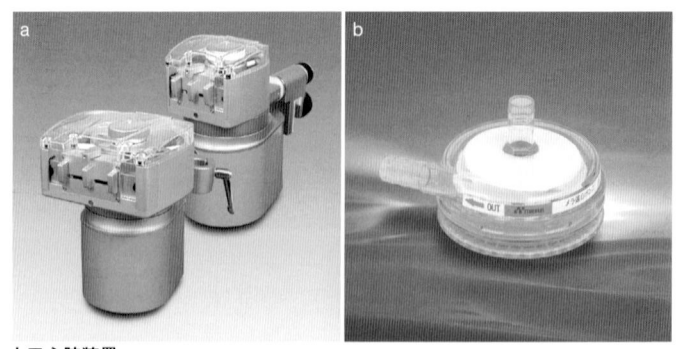

図3 人工心肺装置
(a) ローラーポンプ, (b) 遠心ポンプ

	ローラーポンプ	遠心ポンプ
利　点	構造が簡単である 滅菌が容易 流量が回転数で決まる	耐久性に優れている 陰圧(陽圧)を生じない 血液損傷が少ない
欠　点	オクリュージョンが必要 血液損傷の危険がある	吸引ポンプとして使用できない ポンプヘッドを空回しできない

表1 ローラーポンプと遠心ポンプの利点欠点

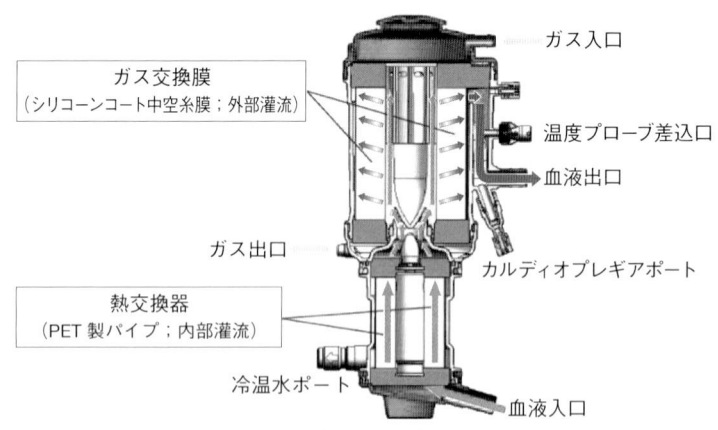

図4 人工肺部・熱交換器部の構造と特徴(血液流露図)

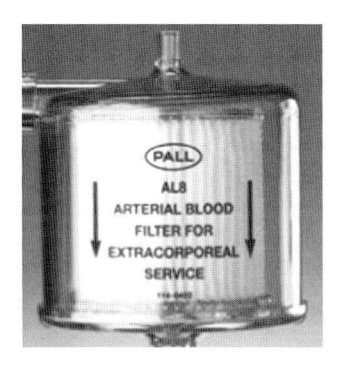

図5 動脈フィルター

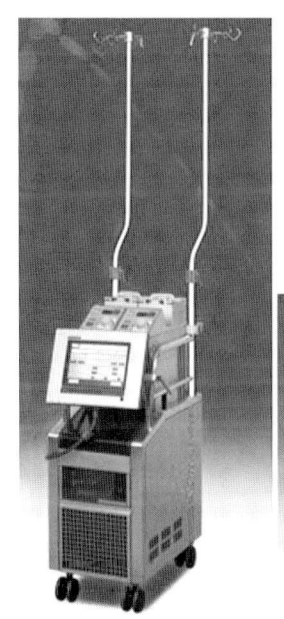

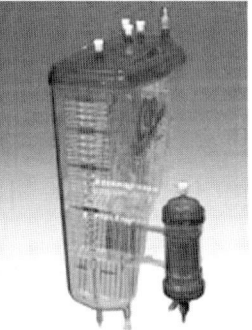

図6 心肺保護装置

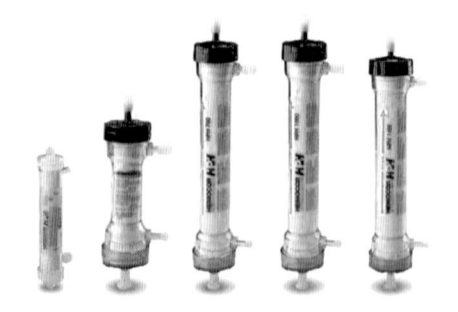

図7　血液濃縮装置

リンやシリコンでコーティングされている人工肺もある。

d. 動脈フィルター (図5)

　送血回路に設置され, 異物や気泡を取り除くものである。

e. 心筋保護装置 (図6)

　心筋保護液を冷却 (加温) して冠状動脈に送液する装置である。構成は心筋保護装置心筋保護回路, 熱交換器, 心筋保護液貯液槽である。

f. 血液濃縮装置 (図7)

　血液を濃縮するものである。血液濃縮装置, 血液濃縮器 (ヘモコンセントレーター) から構成される。

　　　　　　　　　　　　　　　　　　　　　　　　　　　　（鈴木健一）

操作方法

1. 回路セットアップ，プライミング

下記の準備物品の回路セットアップ，プライミングを行う。

ⅰ) 人工心肺装置基本構成

　　人工心肺装置

　　人工心肺回路（プレコネクト方式）(図1)

　　※プレコネクト回路：あらかじめパーツと接続されている回路

　　送血／脱血カニューレ（各種カニューレ）

　　冷温水槽

　　酸素供給ライン（O_2ブレンダー）

　　心筋保護装置

　　心筋保護回路

ⅱ) 付属品

　　各種計測モニター（温度，回路内圧，時間，レベルセンサーなど），生体情報モニター，術野モニター

2. 各種人工心肺操作

a. 心拍動下人工心肺

　主に冠動脈バイパス術に用いる操作方法である。当院では通常，心拍動下冠動脈バイパス術に人工心肺は使用せずに行うが，血行動態が安定しない場合などに使用することがある（「1. 大動脈内バルーンパンピング：off pump coronary-artery bypass grafting」の項参照）。また，万が一使用する場合は緊急で使用することが多いため，使用物品の準備が必要である。

　この緊急事態を防ぐため当院では，簡易化した人工心肺回路（LIX回路）を使用している。この回路を使用することにより大幅な時間の削減が可能となっ

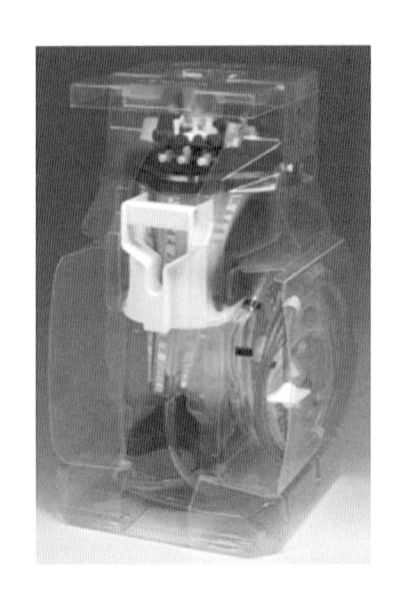

図1　人工心肺回路

た(図2)。

b. 心停止下人工心肺

心停止下人工心肺は，部分体外循環 (partial bypass) と完全体外循環 (total bypass) がある。部分体外循環は主に心臓の中以外の手術において用いられる体外循環法である (例：冠動脈手術，大血管手術など)。完全体外循環は主に心臓の中の手術において用いられる (例：僧帽弁手術，心臓の中隔手術など)。

c. 血液濃縮

心停止下，心拍動下問わず，人工心肺下手術中には必ず血液が希釈される。血液濃縮器 (ヘモコンセントレーター) は希釈された血液を濃縮するために用いられる。希釈される理由としては，機械側には心筋保護液 (心停止下)，各種薬物などが挙げられ，術野側には生理食塩液 (糸結び時や逆流試験時) などが挙げられる。

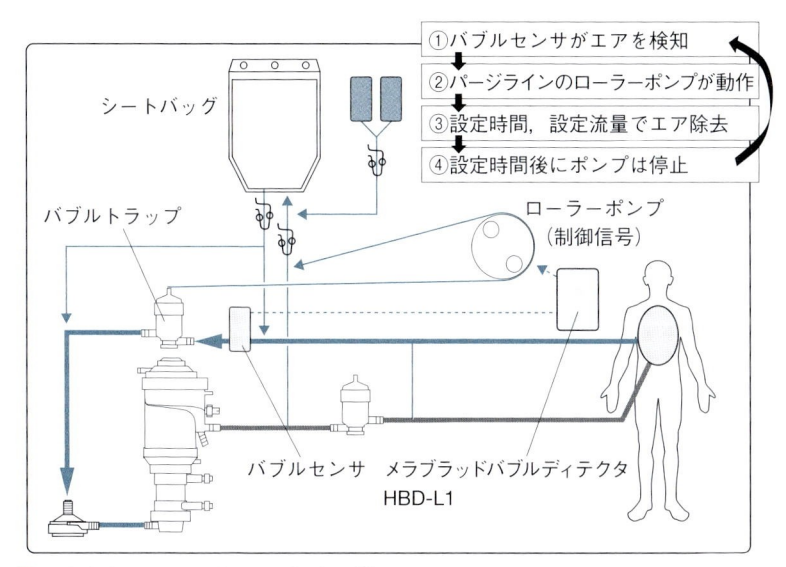

図2　LIX Air Removing System のメカニズム

d. 心筋保護法

心停止が必要な術式に用いられる。当院の方法は，初回は冷却した crystalloid cardioplegia を用い，2回目以降は blood cardioplegia を用いる。大動脈遮断解除前には warm blood cardioplegia を用いる。

確認事項

● 安全装置

人工心肺の予期しない停止は装着されている人の心肺停止を意味するため，厳格な保守点検と始動前確認が重要である。日本体外循環技術医学会は人工心肺に関する安全指針である「安全装置の設置に関する勧告」を公表している。当院ではこの「安全装置の設置に関する勧告」に従って人工心肺作動時の確認を行っている。

この安全勧告は2007年4月に日本体外循環技術医学会より公表され，2011年9月に第三版が公表された。日本体外循環技術医学会勧告抜粋を表に示す(表1)。

● 必須（安全を確保する上で遵守しなければならない）
・レベルセンサー（アラーム付き）を貯血槽に設置する
・送血圧力計は送血ポンプと人工肺の間に設置し常時モニターする
・送血フィルター入口圧は切り替えもしくは追加的にモニターできること
・遠心ポンプ送血では流量計を取り付ける
・送血フィルターもしくはエアトラップを送血回路へ取り付ける
・心筋保護液の注入圧力をモニターする
・静脈血酸素飽和度（Sv_{O_2}）をモニターする
・送血ポンプの手動装置を常備する
・送血ポンプではバッテリーを内蔵する

● 強く推奨（安全上，可能な限り遵守すべきである）
・レベルセンサーによる送血ポンプの制御をする
・気泡検出器（アラーム付き）を送血回路に設置する
・気泡検出により送血ポンプを制御する
・高圧時のアラーム機能
・ローラーポンプ送血では高圧時の制御をする
・送血フィルターを取り付ける
・心筋保護液の注入圧のアラーム機能
・心筋保護液回路へ気泡検出器を取り付ける
・ポンプベントではベント回路へ逆流防止弁を取り付ける
・ポンプシステム全体のバッテリーを内蔵する

● 推奨（理想的には遵守したほうが良い）
・動脈血の連続ガスをモニターする
・遠心ポンプ送血では低流量アラームを設定する
・遠心ポンプ送血でも高圧時にポンプを制御する
・遠心ポンプ送血では逆流防止策を設ける
・送血圧とは別に送血フィルターの入口圧を常時モニターする
・送血フィルターと送血カニューレの間の圧を追加的に測定できるようにする
・送血フィルター，人工肺の気泡抜き回路には逆流防止弁を取り付ける
・心筋保護液注入圧で注入ポンプを制御する
・ポンプシステムの予備の電源コードを常備する

注意
・必須：安全を確保する上で遵守しなければならない
・強く推奨：安全上，可能な限り遵守すべきである
・推奨：理想的には遵守したほうが良い

表1 **日本体外循環技術医学会勧告（抜粋）**
人工心肺における安全装置設置基準　必須推奨分類（第三版：2011年9月3日）
〔http://jasect.umin.ac.jp/safety/sefty.3th110906.pdf（2012年12月閲覧）〕

(鈴木健一)

作動時の注意点

1. 作動前，作動時，作動後

ⅰ）作動前の注意点

　　患者情報の確認：身長，体重，体表面積，年齢，性別，症例，予定術式など
　　各機器電源確保：各機器の無停電電源接続確認
　　必要物品の確認：機器，回路，カニューレ関係，各種薬物，インプラントデバイスなど

ⅱ）作動時の注意点

　　貯血槽液面：脱血状態の確認
　　送脱血回路の状態：血液色／ふるえ
　　送血流量：遠心ポンプは流量が一定ではない。
　　回路内圧：急激な変化に注意
　　灌流圧：60–80 mmHg を保つ。
　　ACT（賦活凝固時間）：480秒以上を保つ。
　　血液ガス分析（酸素化）：Na，K，Ca，Pa_{O_2}，Pa_{CO_2}，BE，Ht（Hb）など
　　尿量（色）：腎血流量，溶血
　　バイタル：心電図，各種圧モニター，Sa_{O_2}，各体温
　　心筋保護：時間報告
　　除水量：除水の必要性の確認
　　進行状況：手術の進行状況の確認

ⅲ）作動後の注意点

　　出血の有無：リザーバー内の量の確認
　　プロタミン量：半分量で吸引を止める。
　　回収血：処理方法の確認

2. 合併症

　塞栓症：気泡，異物の混入
　血管損傷：血管解離など
　脳合併症：低酸素，浮腫
　肺合併症：無気肺，肺水腫，肺胞出血，分泌物貯留
　腎合併症：無尿，乏尿
　溶血：過度の吸引，人工肺での破壊
　酸塩基平衡：代謝性アシドーシス
　電解質異常：血液希釈による。
　術後出血：血小板減少，抗凝固薬，線維素溶解の亢進

　　起こりやすいトラブル

　人工心肺中のトラブルは許されるものではないが，厳格な保守点検と前述の確認事項を確実に行えば致命的なトラブルは避けられるはずである。そして症例に合わせた綿密な準備を行えば十分と思われるが，それでもカバーできないトラブルは起こるものである。基本的には作動時の注意点を確認していれば早期に発見対処が可能である。

＜人工心肺導入時＞
●回路内圧上昇，流量不足

　送血回路内圧が上昇している場合には，送血管の先が血管壁に当たっている可能性もあるので速やかに術者に状況を報告して送血管の位置を確認してもらう。流量が不足している場合も同様であるが，脱血管も同時に確認してもらう。いずれの場合も同時に人工心肺装置のポンプ不良，回路の接続違いを確認する。プレコネクト方式を採用していればトラブルの原因を減らすことができる。

●脱血不良

前項と関係するが，特に脱血不良は起こりやすい。脱血回路内圧の急激な変化，回路の震え，脱血回路内空気混入，貯血槽液面の急激な低下などがそのサインである。CVPの不自然な経時的変化によって分かることもある。ただちに術者に報告し原因を明らかにして対処する。脱血管の位置の調整により解決することが多い。

●灌流圧低下

人工心肺導入時に急激な灌流圧の低下や貯血槽液面の低下を来すことがある。回路のプライミングが適切であれば避けられるが，原因の一つに患者の循環血液量が少ない場合がある。術前管理（心不全患者ではドライサイドで管理されていることが多い），麻酔導入から人工心肺導入までの時間，麻酔科医の考え方などに影響されるので，臨床工学技士は麻酔導入時から麻酔科医と相談しながら準備を進めていくことが望ましい。

＜人工心肺維持期＞

導入時と同様のトラブルが起こりうるが，維持期は特に次のことが起こりやすい。

●灌流圧の低下

灌流圧の低下というよりは，目標灌流圧を維持できない場合がある。灌流圧は60-80 mmHgが適切とされるが（大動脈のアテローム性動脈硬化病変，高齢者，糖尿病患者などではより高い圧が適切という考えもある[1]），なかなかそううまくはいかない。対策は灌流量増加と心血管作動薬の投与である。末梢血管抵抗をあげると末梢組織の血液灌流が低下し体温分布も変わるので，離脱のときに苦労することになるので微妙なさじ加減が必要となる。

●心筋保護液投与回路内圧上昇

心筋保護液を投与する際に回路内圧が上昇することがある。順行性心筋保

護注入カニューレで送る場合には,大動脈の内腔にカニュレーションされていないと上昇することがある。冠動脈に直接入れる場合は,入口部が狭い場合や,うまく入らない場合も上昇することがある。逆行性での注入の場合は冠動脈洞に逆行性心筋保護注入カニューレが挿入されているか確認してもらう。いずれの場合も回路が屈曲していることでも回路内圧が上昇するので,術者に報告して確認してもらう。冠静脈洞は経食道心エコーで確認することができるので,麻酔科医が指摘することもある。

＜人工心肺離脱時＞

この時期のトラブルは離脱の条件が整わないのに離脱してしまうことにより起こるものが多いようである。循環血液量が不十分であったり,心血管作動薬の適切な投与がされていなかったりする。

したがって,離脱の際には臨床工学技士と心臓血管外科医,麻酔科医との連携が重要であり,十分な連携があれば多くのトラブルを未然に防ぐことができるはずである。

以上,人工心肺時,特に離脱時は,臨床工学技士と心臓血管外科医,麻酔科医との連携が重要な場面と言えよう。

【文　献】
1) Murphy GS, Hessel EA, 2nd, Groom RC. Optimal perfusion during cardiopulmonary bypass: an evidence-based approach. Anesth Analg. 2009; 108: 1394-417. Epub 2009/04/18.

（鈴木健一,鈴木　亮,金　徹）

4: ペースメーカ

目的・目標

はじめに

　ペースメーカは，心臓に電気刺激を加えて心筋収縮を起こし，人工的に心拍数のコントロールを行う循環補助装置である。ペースメーカ治療は，後述する徐脈性不整脈の治療において，薬物治療他のいかなる治療にても達成しえない確実な心拍補充を実現することは論を待たない。

　ペースメーカのシステムは電気刺激をつくりだすジェネレータとその刺激を心筋に伝えるリードから成る。

　ペースメーカは，システムのすべてが体内に植込まれる植込み型ペースメーカ（恒久的ペースメーカとも呼ばれる）(図1)とジェネレータが体外にある体外式ペースメーカ（一時的ペースメーカとも呼ばれる）とに大きく分類される。

　また体外式ペースメーカは，経静脈的に心臓に挿入されるペーシング用電極カテーテルが多くリードとして用いられるが(図2)，近年では経皮的ペーシングパッチをリードとして用いることが可能な除細動器が登場している(図3)。

1. 心臓刺激伝導路系

　徐脈性不整脈を理解するには，心臓における刺激伝導路系について知る必要がある(図4)。心臓の電気興奮は，右心房にある①洞結節から始まり，右と左の心房に伝播したあとで②房室結節へと集結する。この後，太い線維の束である③ヒス束を経て④右脚と⑤左脚を介して心室へと伝播していく。左脚は主幹部に続き細い前枝と太い後枝に分岐している。

　正常な洞結節が発生する60〜80回/分の電気刺激がこれら刺激伝導路系を介して心臓の電気興奮をつかさどっている状態を正常洞調律と呼ぶ。それ以外

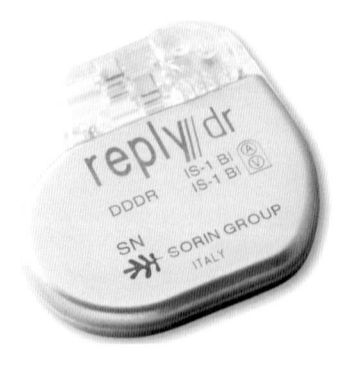

図1　植込み型ペースメーカ

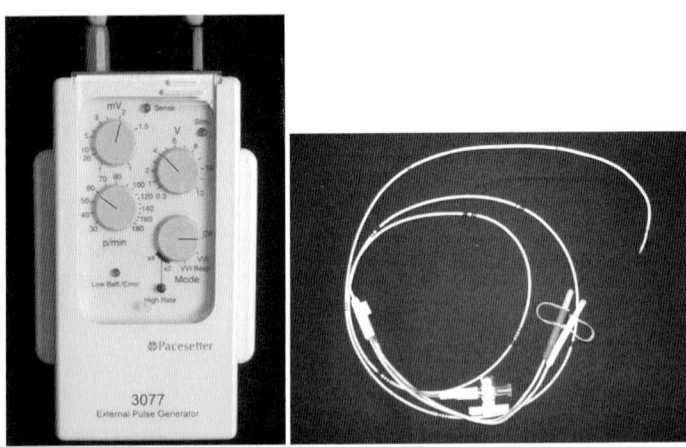

図2　体外式ペースメーカ（1）
経静脈的心内膜ペーシング装置

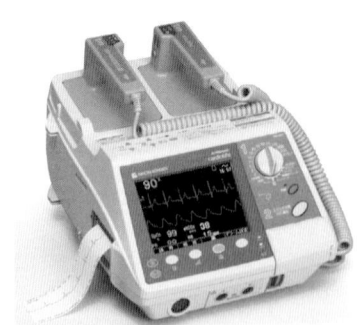

図3　体外式ペースメーカ（2）
非観血体表ペーシング装置

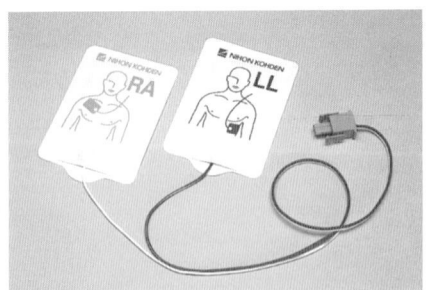

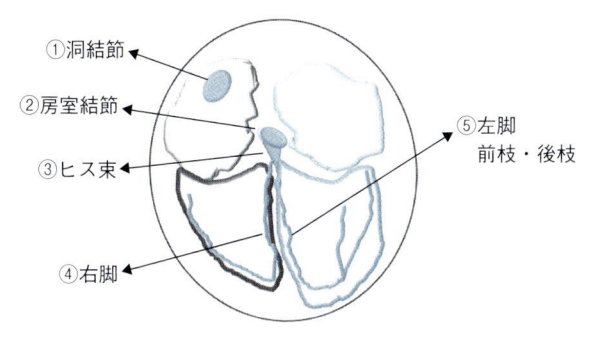

図4　刺激伝導路系

のリズムを不整脈と呼ぶことになる。

2. 適応となる徐脈性不整脈

　ペースメーカ植込みの適応の判断において、最も重要なのは、徐脈に起因する症状の有無である。徐脈による症状として、まず挙げられるのは、一過性脳虚血による失神、眼前暗黒感、めまいである。また、長時間の徐脈による運動対応能の低下や労作時息切れなどの心不全症状も忘れてはならない。

　2011年に改訂された日本循環器学会による不整脈の非薬物治療ガイドライン[1]。に基づき、日常診療で出会うことの多い洞機能不全症候群と房室ブロックのペースメーカ植込みの適応について概説する。

　本ガイドラインでは、ペースメーカ植込みの適応をClass I（有益であるという根拠があり、適応であることが一般に同意されているもの、definitely recommended）、Class IIa（有益であるという意見が多いもの、experts recommended）、Class IIb（有益であるという意見が少ないもの、need more data）さらにClass III（適応でないことで意見が一致しているもの）の4段階に分類している。

a. 洞機能不全症候群におけるペースメーカ植込みの適応 (表1)

　洞機能不全症候群とは、洞結節の電気的自動能および周囲心房筋への刺激

Class I	1）失神，痙攣，眼前暗黒感，めまい，息切れ，易疲労感などの症状あるいは心不全があり，それが洞結節機能低下に基づく徐脈，洞房ブロック，洞停止あるいは運動時の心拍応答不全によることが確認された場合．それが長期間の必要不可欠な薬剤投与による場合を含む．
Class IIa	1）上記の症状があり，徐脈や心室停止を認めるが，両者の関連が明確でない場合． 2）徐脈頻脈症候群で，頻脈に対して必要不可欠な薬剤により徐脈を来す場合．
Class IIb	症状のない洞房ブロックや洞停止．

表1 洞機能不全症候群における植込み型ペースメーカの適応（JCS 2011）
〔不整脈の非薬物治療ガイドライン（2011年改訂版），循環器病の診断と治療に関するガイドライン（2011年度合同研究班報告）．日本循環器学会，日本胸部外科学会，日本人工臓器学会，日本心臓血管外科学会，日本心臓病学会，日本心電学会，日本心不全学会，日本不整脈学会．http://www.j-circ.or.jp/guideline/pdf/JCS2011_okumura_h.pdf（2012年10月閲覧）より作成〕

　伝導能異常に起因する徐脈によって臨床症状を呈する症候群である．
　洞機能不全症候群の分類として最も広く用いられているのがRubensteinの分類である．
i）I型：（洞性徐脈）洞調律で心拍数50回/分以下のもの（図5-a）．
ii）II型：（洞停止あるいは洞房ブロック）房室接合部調律あるいは心室補充調律を伴い，突然長い心停止を来すもの（図5-b）．その原因として洞結節そのものの活動停止や洞結節から周囲心房筋への伝導が途絶していることが推測されている．
iii）III型：（徐脈頻脈症候群）主として発作性心房細動などの頻脈性上室性不整脈の自然停止時に著明な洞停止を認めるもの（図5-c）．
　失神，痙攣，眼前暗黒感，めまい，息切れ，易疲労感などの症状あるいは心不全があり，それが洞機能不全による徐脈によるものが明らかな場合，ペースメーカ植込みの適応である（Class I）．特記すべきは，それが症例にとって継続することが必要不可欠であると考えられる薬剤投与による場合であっても同様にClass I適応であることであろう．
　前述の症状を有するものの，それが徐脈や心停止と関連することが明らかではない場合，Class IIa適応となる．

(a)

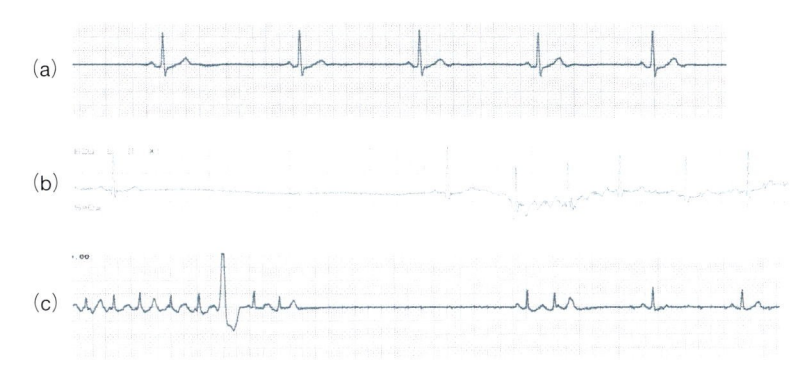

(b)

(c)

図5　洞不全症候群の心電図

　徐脈頻脈症候群において，頻脈を抑制するために必要不可欠な薬剤により徐脈を来す場合にも，Class Ⅱa 適応とされている．

b. 房室ブロックにおけるペースメーカ植込みの適応(表2)
　房室ブロックとは刺激伝導路系の伝導障害により，心房から心室への興奮伝導（房室伝導）が遅延・途絶される状態のことである．
　房室ブロックの重症度を判断するためには以下の2つの分類を理解する必要がある．

＜体表面心電図による分類＞
　房室ブロックは，重症度に応じて軽症の1度から重度の3度の3群に大別され，さらに2度は3つに細分される．
ⅰ）1度房室ブロック：（房室伝導に時間がかかるもの）PR時間が0.20秒以上に延長したもの(図6)．
ⅱ）2度房室ブロック：（房室伝導が時に途絶するもの）
　①Wenckebach型（MobitzⅠ型）：PR間隔が漸次延長して房室ブロックが出現するもの(図7-a)．
　②MobitzⅡ型：PR間隔の延長を伴わずに突然房室ブロックが出現するも

Class I	1) 徐脈による明らかな臨床症状を有する第2度，高度または第3度房室ブロック． 2) 高度または第3度房室ブロックで以下のいずれかを伴う場合． 　①投与不可欠な薬剤によるもの 　②改善の予測が不可能な術後房室ブロック 　③房室接合部のカテーテルアブレーション後 　④進行性の神経筋疾患に伴う房室ブロック 　⑤覚醒時に著明な徐脈や心停止を示すもの
Class IIa	1) 症状のない持続性の第3度房室ブロック． 2) 症状のない第2度または高度房室ブロックで，以下のいずれかを伴う場合． 　①ブロック部位が His 束内または His 束以下のもの 　②徐脈による進行性の心拡大を伴うもの 　③運動または硫酸アトロピン負荷で伝導が不変もしくは悪化するもの 3) 徐脈によると思われる症状があり，ほかに原因のない第1度房室ブロックで，ブロック部位が His 束内または His 束下のもの．
Class IIb	1) 至適房室間隔設定により血行動態の改善が期待できる心不全を伴う第1度房室ブロック．

表2　房室ブロックにおける植込み型ペースメーカの適応（JCS 2011）
〔不整脈の非薬物治療ガイドライン（2011年改訂版），循環器病の診断と治療に関するガイドライン（2011年度合同研究班報告）．日本循環器学会，日本胸部外科学会，日本人工臓器学会，日本心臓血管外科学会，日本心臓病学会，日本心電学会，日本心不全学会，日本不整脈学会．http://www.j-circ.or.jp/guideline/pdf/JCS2011_okumura_h.pdf（2012年10月閲覧）より作成〕

の (図7-b)．

　③高度房室ブロック：房室伝導比が2対1より低いもの。心室に伝導されないPが2個以上連続する (図7-c)。

iii) 3度房室ブロック：（房室伝導が完全に途絶したもの）PP間隔，RR間隔は等しいが，PR間隔が不規則である (図8)。

＜ブロック部位による分類＞

　房室ブロックの予後は，その障害が房室伝導路のどの部分に局在するかに依存する。すなわち，ブロック部位が刺激伝導路の遠位であればあるほど，簡単に完全途絶になりやすい，すなわちより重度だと考えられる。心臓電気生理検査を行い，His束心電図を記録することでそのブロック部位を明らかにすることができる。

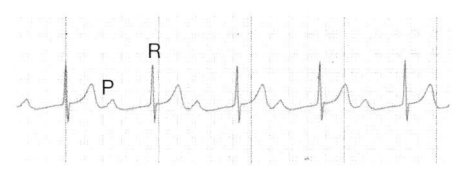

図6　1度房室ブロック

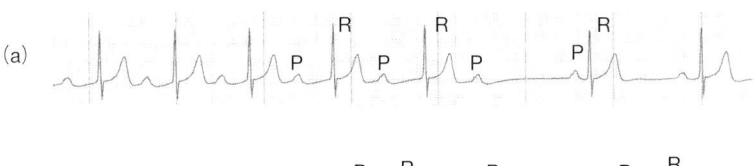

図7　2度房室ブロック

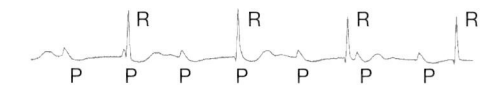

図8　3度房室ブロック

His束心電図におけるブロック部位により以下の3群に分類される。
ⅰ) AH (His束上) ブロック：房室結節内での伝導遅延もしくは伝導途絶
ⅱ) DH (His束内) ブロック：His束内での伝導遅延もしくは伝導途絶
ⅲ) HV (His束下) ブロック：His束遠位部以下の伝導遅延もしくは伝導途絶

徐脈による明らかな症状を有する2度，高度または3度房室ブロックの症例はブロック部位にかかわらずペースメーカ植込み術のClass I適応となる。

また，高度または3度房室ブロックで，
①必要不可欠な薬剤の長期投与によるもの，
②改善の予測が不可能な術後房室ブロック，

③房室接合部のカテーテルアブレーション後の房室ブロック,

④進行性の神経筋疾患に伴う房室ブロック,

⑤覚醒時に著明な徐脈（心拍数40回/分未満）や長時間の心室停止（3秒超）を示すもの.

以上のいずれかの場合であれば，症状がなくても，またブロック部位にかかわらずペースメーカ植込みのClass I適応となる．

さらに，症状のない2度または高度房室ブロックでブロック部位がHis束内またはHis束下であると判明した場合，将来的にブロックが進展する可能性を考慮してペースメーカ植込みのClass IIa適応である．

また，1度房室ブロックであっても，徐脈によると思われる症状を有し，ブロック部位がHis束内またはHis束以下であると判明した場合に限り，ペースメーカ植込みのClass IIa適応である．

c. 体外式ペースメーカの適応

体外式ペースメーカは，アダムス・ストークス症状を伴う徐脈性不整脈を認める患者にペースメーカ植込み術を行うまでのつなぎとして用いられる．また，急性心筋梗塞（房室ブロックによる徐脈を伴う下壁梗塞時）や薬物（ジキタリス中毒など）による一過性の徐脈の場合には病態が改善するまでの間体外式ペーシングが選択される．

【文　献】

1) 不整脈の非薬物治療ガイドライン（2011年改訂版），循環器病の診断と治療に関するガイドライン（2011年度合同研究班報告）．日本循環器学会，日本胸部外科学会，日本人工臓器学会，日本心臓血管外科学会，日本心臓病学会，日本心電学会，日本心不全学会，日本不整脈学会．http://www.j-circ.or.jp/guideline/pdf/JCS2011_okumura_h.pdf（2012年10月閲覧）．

　　　　　　　　　　　　　　　　　　　　　　　　　　　（堀江　格，宮内靖史）

作動原理

はじめに

　ペースメーカはジェネレータとリードから構成される。

　ジェネレータは動作源であるリチウム・ヨウ素電池，後述するタイミングサイクルを規定するタイマーを含む制御コンピュータを内蔵している(図1)。

　リードは経静脈的に心臓まで挿入され，その先端を心臓内の心筋に接着する。先端に羽用の突起を有し，心内膜表層の構造物にひっかけて固定するタインド型リードと，先端にスクリューが付き，心筋内にスクリューをねじ込むスクリュー型がある。後者は，固定がよく術後の安静時間を短縮することができる。また，右心房の心耳，右心室の心尖部といった従来の固定場所にこだわることなく，心房中隔や心室中隔を留置場所に選ぶことが可能である。

1. 5文字のペースメーカコード

　植込み型ペースメーカにおいては，ペーシングとセンシングを行う部位を心室あるいは心房のいずれかとするシングルチャンバーシステムと，心房・心室の両方で行うデュアルチャンバーシステムがある。

　さらに，ペースメーカのプログラムされた機能を表示する目的で5文字のペースメーカコードを用いる(表1)[1]。

　第1文字はペーシング部位を示す。Aは心房(Atrium)，Vは心室(Ventricle)，Dは心房心室両方を示す〔(Dual (A+V)〕。Oはペーシングを行わないことを意味する(None)。第2文字はセンシング部位を示す。A，V，およびDは第1文字と同じであり，Oはセンシングを行わないことを意味する。第3文字はセンシング後の反応形式(デマンド機能)を示す。Iは抑制(Inhibited)のことであり，センスされたイベントにより次のペーシングは取り消される。Tは同期(Triggered)のことであり，センスされたイベントにより次のペーシングが行われる。Dは抑制および同期を示す〔Dual (T+I)〕。ひとつのチャンバーで

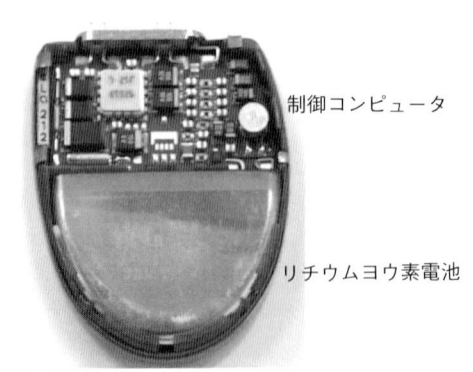

図1　植込み型ペースメーカのジェネレータ内部

1文字目	2文字目	3文字目	4文字目	5文字目
ペーシング部位	センシング部位	センシング後の反応形式	心拍応答	マルチサイトペーシング
A：心房 V：心室 D：心房心室両方 O：ペーシングしない	A：心房 V：心室 D：心房心室両方 O：センシングしない	I：抑制機能 T：同期機能 D：抑制および同期機能 O：いずれもしない	R：心拍応答あり O：心拍応答なし	A：心房 V：心室 D：心房心室両方 O：マルチサイトペーシングしない

表1　5文字のペースメーカコード
(Bernstein A, Daubert J, Fletcher R, et al. The revised NASPE/BPEG generic code for antibradycardia, adaptive-rate, and multisite pacing. PACE 2002;23:260-4より引用)

センスされたイベントにより次のペーシングが行われる一方で、もうひとつのチャンバーでセンスされたイベントにより次のペーシングが取り消される。具体的にDDDペースメーカでは、心房センスに同期して心室ペーシングが行われる一方で、心室センスにより心室ペーシングが抑制される。第4文字は心拍応答機能の有無を示す。Rは呼吸、体動（加速度）、心電図のQT間隔などによりペーシングレートを上げる心拍応答機能を有することを意味する（Rate adaptive）。第5文字はマルチサイトペーシングの有無を示す。Aは心房内に2か所以上のペーシング部位を有することを意味する。同様にVは心室内に、Dは心房と心室両方にそれぞれ2か所以上のペーシング部位を有することを意味する。

2. ペースメーカのタイミングサイクル

ペースメーカは，自己心拍のセンスおよびペーシングからその次のペーシングまで設定された間隔に基づいて作動している。この間隔のことをタイミングサイクルと呼ぶ。このタイミングサイクルについて知ることは，高度に複雑化されたペースメーカの作動を理解するのに欠かせない。

タイミングサイクルを理解するうえで重要なポイントは，

① タイミングサイクルは自己心拍のセンスまたはペーシングから開始すること，

② タイミングサイクルの終了時にペーシングが行われること，

③ タイミングサイクルは自己心拍のセンスによってリセットされること，すなわち，ペーシングがされることなくその次のタイミングサイクルが新たに始まること，

④ タイミングサイクルがリセットされ得ないように設定された間隔（新たにタイミングサイクルが始まることができない間隔）をペースメーカにおける不応期と呼ぶこと，

以上の4つが挙げられる。

次にペースメーカ作動を理解するために最低限必要なタイミングサイクル，不応期について述べる。

a. 下限レート間隔（LRI）(図2)

下限レート間隔（lower rate interval：LRI）とは，ペースメーカ作動の最も基本となるタイミングサイクルである。ペースメーカに設定された最低心拍数時，自己心室センスあるいは心室ペースのタイミングからLRIは開始される(図2ⓐ)。ペースメーカ本体内のタイマーが終了に達するタイミング(図2ⓑ)で次の心室ペースが加えられ，同時にタイマーは開始点に戻る(図2ⓒ)。図2の4拍目のごとく，LRI終了以前に自己心室センスがあった場合(図2ⓓ)にはタイマーは開始時点にリセットされ(図2ⓔ)，次のLRIが開始されることになる。

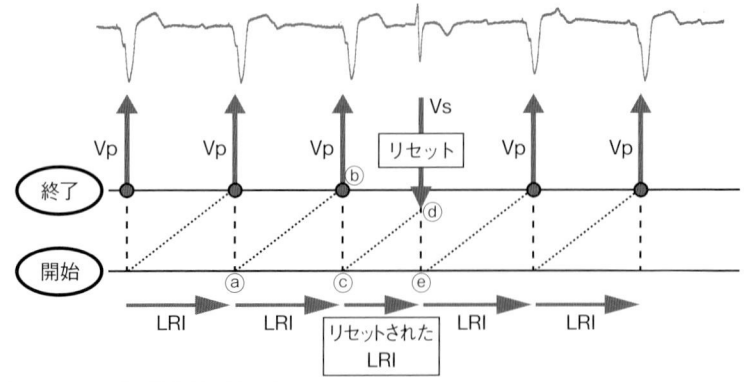

図2　VVI のタイミングサイクル（LRI）

b. 心室不応期（VRP）

心室不応期（ventricular refractory period：VRP）とは，自己心室センスあるいは心室ペースにより開始される間隔のことで，通常 200–300 ms で設定される。自らの刺激，ペーシングによる QRS 波，T 波などの信号を誤って心室でセンスすることを避けるために設定される。本間隔内にセンスされた信号は LRI をリセットできない（次の新たな LRI を開始することができない）。

c. AV 間隔（AVI）

AV 間隔（atrioventricular interval：AVI）とは，心電図上 PR 間隔に相当する間隔のことである。

デュアルチャンバーペースメーカにおいて，自己心房センスあるいは心房ペースにより開始される，予定された心室ペースまでの間隔のことである。AVI 終了時に次の心室ペースが加えられる。AVI 終了前に心室センスがされた場合，心室ペースは抑制される。

AVI の間心房は不応期になり，一度開始された AVI がリセットされることはない。心房センス後に始まる sAVI（心房センス後 AV 間隔）と心房ペース後に始まる pAVI（心房ペース後 AV 間隔）とに分けて設定できる。

d. 心室後心房不応期（PVARP）

　心室後心房不応期（postventricular refractory period：PVARP）とは，デュアルチャンバペースメーカにおいて，自己心室センスあるいは心室ペーシングにより開始される間隔のことで，通常室房伝導時間＋50 ms で設定される。自らの刺激，ペーシングによる QRS 波，T 波などの信号を誤って心房センスすることを避けるため，また室房伝導を介した逆行性心房波をセンスするのを避けるために設定する。逆行性心房興奮を心房が自己リズムとして感知してしまうと，それにより開始された AVI 後に心室ペーシングが行われ，生じた心室興奮から再び逆行性心房興奮が生じることを繰り返し，pacemaker-mediated tachycardia を呈することになるおそれがある。

3. 実際に使用されるペースメーカモード

　代表的な VVI，AAI，DDD，VDD の4つについて述べる。これらの中で心房，心室の協調性（房室同期性）を保持する生理的ペーシングに分類されるのは VVI を除く3つである。VVI は非生理的ペーシングに分類される。

a. VVI

　心室にリードを1本のみ挿入して行う。心室からのペーシング，センスを行い，抑制デマンドで作動する。心房からのセンス，ペーシングを必要としない永続性心房細動を有する房室ブロック患者に最も良い適応となる。

b. AAI

　心房にリードを1本のみ挿入して行う。心房からのペーシング，センスを行い，抑制デマンドで作動する。作動の基本となるタイミングサイクルは心房 LRI である。VVI における LRI と同様に自己心房センスあるいは心房ペースから心房 LRI は開始し，心房 LRI 終了時に次の心房ペースが加えられる。洞調律が維持され，房室結節機能が保たれている洞機能不全症候群患者に良い適応となる。

(a)

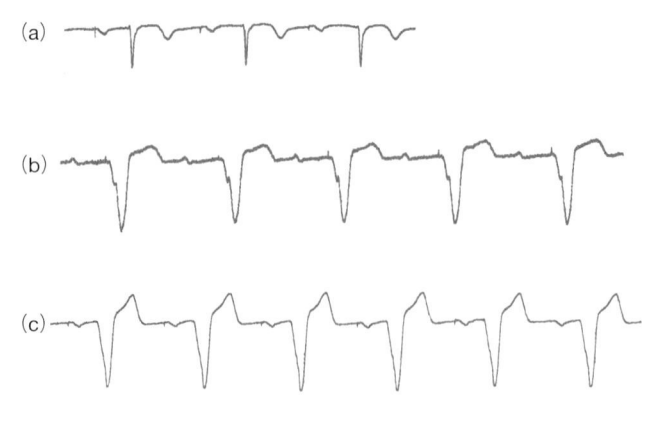

(b)

(c)

図3　DDDモードの心電図

c. VDD

　心房部分にフローティングのリング電極を有する1本リードを心室に挿入して行う。心房および心室の両方からセンスを行い，心室からペーシングを行う。自己心室センスで抑制されるが，その一方で自己心房センスに同期して設定された AVI の終了時に次の心室ペーシングを行う（同期する）。洞結節機能が保たれている房室ブロック患者に適応される。心房がフローティングのリング電極のため心房センスがうまくいかないことが臨床上問題になることがある。

d. DDD

　心房，心室に1本づつリードを挿入し，房室同期性を保持する。
　4つの心電図パターンを示す(図3)。
　①心房，心室ともに自己リズム（A-Sense，V-Sense）
　②心房ペーシング，自己心室リズム（A-Pace，V-Sense）(図3-a)
　③自己心房リズム，心室ペーシング（A-Sense，V-Pace）(図3-b)
　④心房，心室ともにペーシング（A-Pace，V-Pace）(図3-c)
　すでに記載した LRI，VRP，AVI，PVARP のほか，心房後心室休止期，心室安全ペーシングなどのタイミングサイクル，不応期に基づいて動作する。

【文　献】

1) Bernstein A, Daubert J, Fletcher R, et al. The revised NASPE/BPEG generic code for antibradycardia, adaptive-rate, and multisite pacing. PACE 2002 ; 23 : 260-4.

（堀江　格，宮内靖史）

操作方法

1. 臨床工学技士の役割―具体的に何をする？―

　ペースメーカ(図1)は徐脈に対しての心臓ペーシングが主だが，現在は致死的不整脈に対する植込み型除細動器 (implantable cardioverter defibrillator : ICD) や両心室ペーシング機能をもつ植込み型除細動器 (cardiac resynchronization therapy-defibrillator : CRT-D) も存在する。

　ペースメーカは体外式ペースメーカと植込み型ペースメーカに分かれる。以前の臨床工学技士業務指針には残念ながら植込み型ペースメーカは存在しなかったが，立ち会い規制とともに植込み型のペースメーカデバイス関連の業務を扱う臨床工学技士が増えてきているのが事実であり，各関連学会でもペースメーカ業務に対する臨床工学技士の発表やシンポジウムが企画されてきている。最近になり"臨床工学技士業務指針2010"としてペースメーカ業務が新たに追加された。

2. 当院におけるペースメーカ業務

　本項では当院で行っているペースメーカ業務について述べる。

　当院では，体外式はもちろんのこと，植込み型ペースメーカに関してもすべて臨床工学技士が携わっている。また，国内で販売されているデバイスはほぼ全機種取り扱っているので，手術時やペースメーカチェック時に使用するプログラマーは全メーカーを取りそろえている。よって全メーカーの機種の把握，プログラマーの操作法を習得する必要がある。

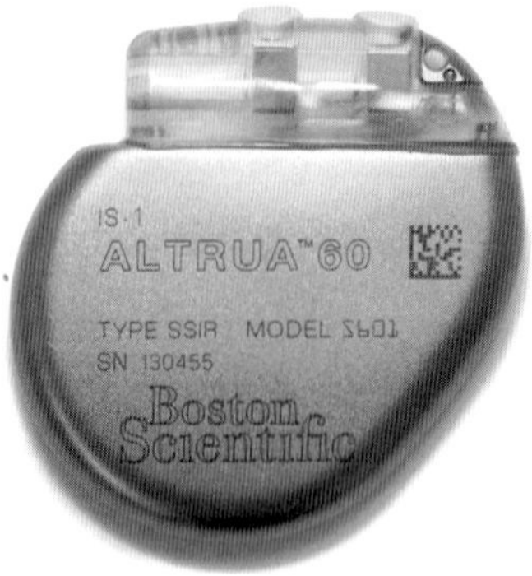

図1　植込み型ペースメーカ

＜ペースメーカ業務＞
　プログラマー操作：設定変更，各パラメータ測定
　ペーシング閾値，センシング閾値，リード抵抗など
　各測定：PSA（pacing system analyzer）操作
　除細動閾値
　植込み時に使用する物品管理
　外来ペースメーカチェック
　病棟チェック
　手術時の設定変更
　ICD 植込み患者，適正作動の確認など

a. 植込み時

　ICD 植込み術は全身麻酔下にて施行し，心機能の悪い患者の場合は経食道心エコーでモニターしながら手術を行っている。場合によっては観血的動脈圧測定も行っている。

　ICD 植込み患者の場合は致死的不整脈の発症の確率が高い。患者入室後，心電図，血圧計などモニター情報に必要なものは一般の手術と同様だが，ICD 植込み術の場合は必ず除細動器を準備し，使い捨てパッドを手術部位の邪魔に

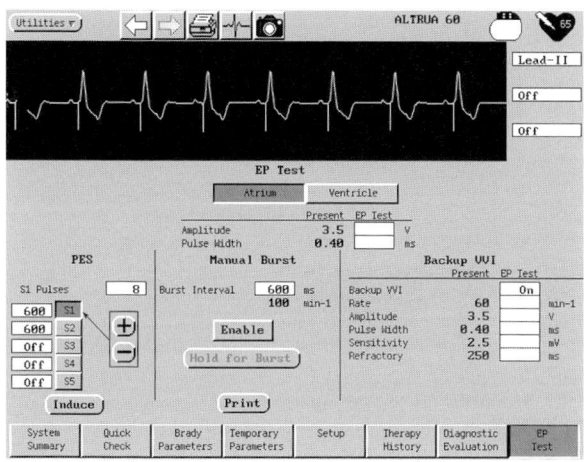

図2　除細動テスト

ならない箇所に貼り，除細動器本体とケーブルにてつないでおく。このとき心電図誘導にパドル誘導があればそれを選択する。ケーブルなどが断線していないかチェックするほか，致死的不整脈が発症した場合にすぐに感知し，除細動ができるようにするためである。手術中は常時モニタリングしておく。

　基本的にはICD植込み術もペースメーカ植込み術も変わらないが，ICD植込み術は，リードが最適な場所に留置されたのち，除細動テストを行う（施設によっては行わないこともある）。

b. 除細動テスト

　リードが挿入され本体と接続し，各閾値，リード抵抗など一連のチェックを行い，問題がないようであれば，執刀医の指示のもと除細動治療の設定を行いテストに入る。心室細動誘発の方法はいろいろあるが，R on T（spike on T）にて誘発するのが一番ポピュラーである。50 Hz burstなどがあるが，心臓に負担をかけるためできる限り避けたほうがよい(図2)。

　心室細動誘発の設定，除細動設定，ショック後のペーシング設定などを執刀医，麻酔科医，臨床工学技士，看護師ともに再確認し，除細動テストを行う。この

とき除細動器本体もいつでも作動できるように充電しておくことが重要である。

3. 体外式と体内式

　ペースメーカは一時的に使用する"体外式ペースメーカ"と半永久的に使用する"体内式ペースメーカ"に分けられる。本項では各ペースメーカの操作方法を述べる。

a. 体外式ペースメーカ(図3-a)
　体外式ペースメーカは徐脈性不整脈に対しての緊急処置として使用する場合や，心臓カテーテル治療時に右冠動脈がターゲットの場合の予防的ペーシング，心臓手術後の徐脈などに使用することが多い。
　体外式ペースメーカには非観血的体表ペーシングや経静脈心内膜ペーシングがあるが本体は体外に置かれる。操作方法はどのペーシング法でも基本的には同じである。

ⅰ) 操作方法：single chamber の場合
　　体外式ペースメーカ本体にはアナログ式とデジタル式があり設定項目は"mode" "output" "sensing" "rate" の項目がある。
　　mode：VOO (AOO)，VVI (AAI)　機種により高頻拍ペーシング
　　output：(出力設定) 0.1-10 V
　　　　　　"V (ボルト)"表示であるがまれに"mA (ミリアンペア)"表示もある。
　　sensitivity：(感度設定) 0.1-20 mV
　　rate：(設定心拍数) 40-180 ppm (paces per min)

　　挿入されたペーシングリードの末端を受取り，体外式ペースメーカ本体に接続する。通常は遠位電極を (−)，近位電極を (+) に接続する。
①感知閾値の測定
　　本体の設定は，mode：VVI，rate：40 (機器の最小設定；自己 rate 以下)，output：0.1 V (機器の最小設定)，sensitivity：0.1 mV (機器の最も鋭い

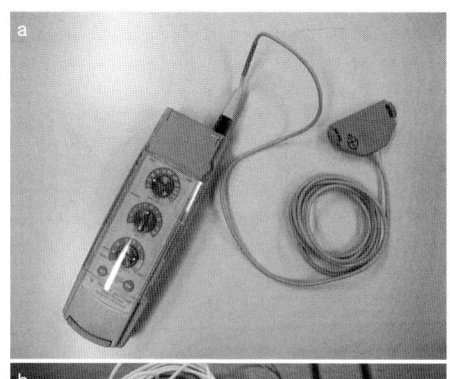

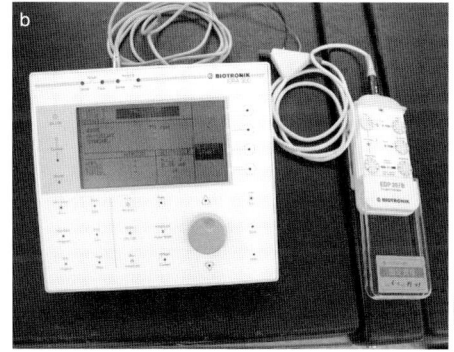

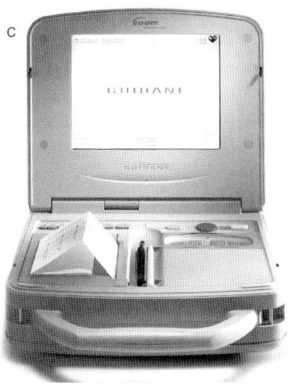

図3 pacing system analyzer
(a) 体外式ペースメーカ，(b) PSA，(c) プログラマー

設定)にし，心内波高を感知した時点で本体の感知ランプが点灯する。点灯したら徐々に"sensitivity"を鈍くしていき，感知ランプが点灯しなくなった時点の一つ前の値が感度閾値である。感度閾値は心房であれば1mV以上，心室であれば5mV以上が望ましい。本体設定は感知閾値の1/2とする。

②刺激閾値の測定

mode：VVI，rate：70-80（自己心拍の10-20ppm高い値），output：5V，sensitivity：感知閾値の1/2にし，心電図モニターにてペーシング波形を確認する。徐々に"output"を下げていきペーシング波形が消えた時点から一つ前の値が刺激閾値である。刺激閾値は心房，心室とも1mV以下が望ましい。本体設定は刺激閾値の2倍以上とする。

最後に"rate"を必要な心拍数に設定して終了。心電図モニターにて設定したとおりにペーシングされているかを常時確認する。

ⅱ) 保守点検(図3-b)

体外式ペースメーカは緊急時に使用するのが一般的である。作動するにあたり乾電池(9V)が必要であるが，緊急時に備え予備電池を用意しておいたほうがよい。

保守点検は定期的に販売メーカーに依頼したほうがよいが，院内でも簡易的に下記の方法を行う。

院内で植込み手術時に使うPSAと体外ペースメーカを接続し体外式ペースメーカの設定をVVI 60 output 5Vとする。そのとき，PSAがsensing 5Vとなれば設定した値で出力されていることとなる。また逆にPSAで5Vでペーシングし，体外式ペースメーカでsensingが5Vでとらえられるようであれば，機器として正常に作動していると考える。

b. 体内式ペースメーカ(図3-c)

徐脈性不整脈に対し，恒久的にペーシングリードを心臓内に留置し，かつペースメーカ本体を体内に埋め込んで，心臓のペーシング機能を補う機器である。レートや出力の設定変更はプログラマーを用いてペースメーカ本体と通信させ，プログラマー画面で変更を行い，プログラミングを行う。

ペースメーカ本体は複数のメーカーから販売されているが，プログラマーも同様に各社それぞれ異なるプログラマーが存在し，互換性はない。他社のペースメーカ本体にワンドを載せても何の反応も見せない機種もあるが，誤作動を起こす機種や設定が狂うペースメーカも存在するので注意が必要である。

ICD，CRT-Dの操作もペースメーカと同様だが，マグネットが装着されているワンドのままICD本体に載せると，頻脈として検出してしまい，除細動〔設定によっては抗頻拍ペーシング(antitachycardia pacing：ATP)〕が誤作動(設定的には正常作動)してしまうので注意が必要である。

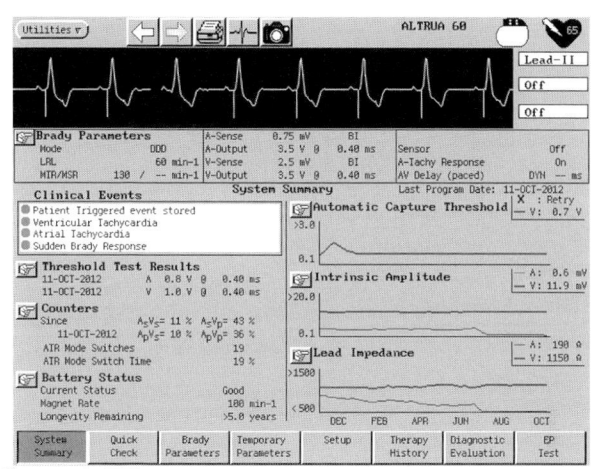

図4 プログラマーメイン画面

ⅰ) プログラマー操作

患者に埋め込まれているペースメーカの直上にワンドを載せ,通信を行うために"イントロゲート"のボタンを押す。イントロゲートを行う際に直上にワンドを載せなくてもワイヤレスで行える機種も存在する(図4)。イントロゲートを行うと,ペースメーカ本体に記録されているデータがプログラマー上に表示され,不整脈の有無や,ペーシング率などが分かる。現在のプログラマーにはイントロゲートした際にペーシング閾値やセンシング波高を測定し,測定項目を表示する機種もある。

イントロゲートしたあとは,設定モードや設定レート,電池電圧,各閾値などを測定する。測定後,長期間でのデータでバラつきがないかを確認するためにヒストグラムでデータを確認する。測定した値から,現在の設定が最適かどうかを考慮し,変更が必要であれば設定変更を行う。設定変更時は画面上のパラメータを変更し,最後に"プログラム"を押す。プログラミング後,設定したとおりの心電図になっているかを確認する。また,不整脈を検知した際の心内心電図(electrogram:EGM)があれば,どのような不整脈か,ICDであれば適切作動かを確認し,設定変更があ

109

れば最適な設定に変更しプログラミングを行う。

4. ペースメーカの操作

＜操作項目＞
　電池電圧測定／電池抵抗測定
　マグネットレート
　ペーシングリード抵抗測定
　心内波高測定
　刺激閾値測定
　ペーシング率
　ペースメーカパラメータ設定の確認／心電図からパラメータ設定とおりの動作確認
　不整脈イベントの有無
　患者の訴えから考慮する最適な設定

a. 電池電圧測定

　ペースメーカの場合,通常2.5Vから2.8Vであれば問題ない。しかしメーカーによっては電池抵抗や"GOOD"など必ずしも電池電圧が数字で表示されるわけではないので注意が必要である(図5)。

ⅰ) マグネットレート

　　ペースメーカには磁石を本体に近づけると一定のレートでペーシングが入る。このレートは各メーカー（機種）によりさまざまであり，電池残量によりマグネットレートが異なる。例えば電池残量がまだ十分の場合は96ppmで表示されるが，電池電圧が下がり，電池交換指標になると85ppmになるということである。万が一，プログラマーが故障，あるいは停電時であっても，磁石があれば脈を測りながら電池電圧のチェックだけは行うことができる。

　　電池の交換指標を超えても交換せずに経過した場合はバックアップモー

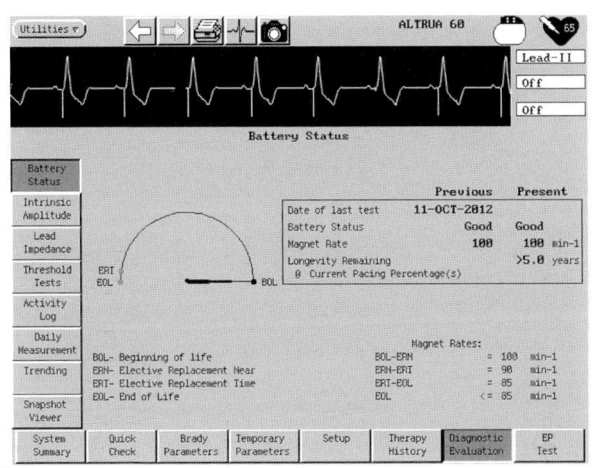

図5　電池電圧

ドに切り替わりパラメータにて設定した値とは関係なくあらかじめ決まっているモード，レート，出力にて作動する．この場合はプログラマーにて設定を変更することさえできず，早急な電池交換が必要になる．

注：ICDの場合は磁石によって起こる電磁波をひろい頻拍ととらえ治療が入ってしまうためマグネットレートはない．

b. ペーシングリード抵抗測定（図6）

正常値200–2000Ω

抵抗値が低いようであればリードからの電流リークが考えられ，逆に高い場合は断線を疑う．また，ヒストグラムでペーシングリード抵抗の推移を確認することも大事である．

ICDの場合はショック抵抗も測定する．正常値は20–80Ωである．

c. 心内波高測定

AAIであれば心房波，VVIであれば心室波，DDDであればその両方の心内の波高をペースメーカ本体が検知して測定した値をセンシング閾値といい，

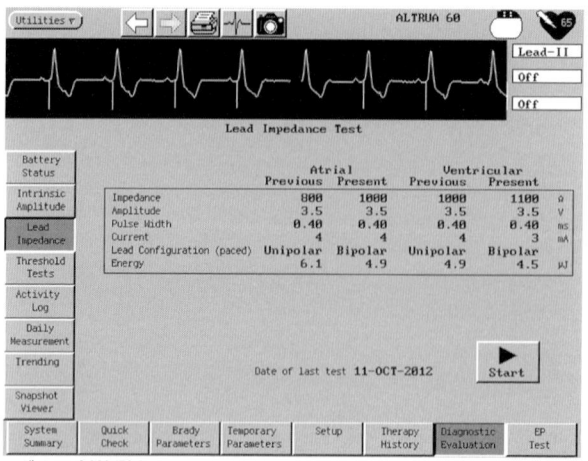

図6 ペーシングリード抵抗測定

自己波が出た際にそれを感知して,ペースメーカ本体が抑制することができる。センシング値が設定したパラメータよりも低い場合はペースメーカ本体が自己波をとらえることができず(アンダーセンシング)ペーシングが入ってしまう。逆に設定したパラメーターが鋭すぎて筋電図などのノイズまで感知してしまい(自己波と認識してしまい)ペーシングを抑制する(オーバーセンシング)。これらの不具合をセンシングフェイラーという。

　センシングフェイラーを起こさず適切な設定を得るために行うのが心内波高測定である。測定方法は一時的に設定レートを下げて自己脈を出現させ,センシング感度を徐々に鈍くし,ペーシングが入った一つ前の値がセンシング閾値である。現在はプログラマーにてオートで測定可能である。もちろん自己脈がなければ sensing（−）である。心房波は1mV以上,心室波は5mV以上が必要である(図7)。

d. 刺激閾値測定

　ペーシングを行う際の最小出力値を測定することであり,心房,心室ともに1V以下が望ましい。植え込み直後からの数日間は服用している薬などにより

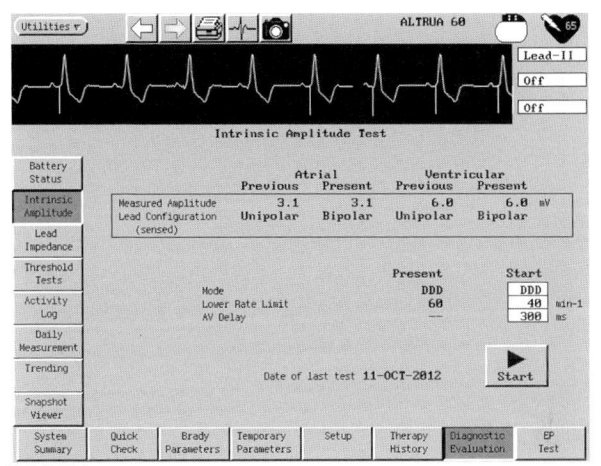

図7　心内波高値測定

変動する。またリードのディスロッジや穿孔によっても変動する。測定方法としては，自己脈より10〜20ppm多くしたレート設定にてペーシングさせ，出力を徐々に落としていく。ペーシングがされなくなった時点より一つ強い出力値がペーシング閾値である。センシング閾値測定同様，プログラマーにて出力がオートで減少していくことで測定できる。また，植え込み時は最大刺激(10V)にてペーシングを行い，横隔膜刺激(トゥイッチング)がないか確認する(図8)。

e. ペーシング率

　各メーカーごと(各プログラマーごと)に表示方法が異なるが，前回のペースメーカチェックまたは植え込んでからのペーシング作動率が分かるヒストグラムがある。これによりどんな状態でペーシング動作が行われているかを知ることができ，設定パラメータが適切か否かが判断できる。表示法によるがAS–VS (心房センス–心室センス)やAS–VP (心房センス–心室ペーシング)などAV同期など重要な動作状況を確認するためにも大切なチェック項目である。もちろん，心房ペーシング率や心室ペーシング率など，単体での表示もされる。例えば，VDDモードでの設定にてAS–VP 20％，Vペーシング率100％の場合，"心

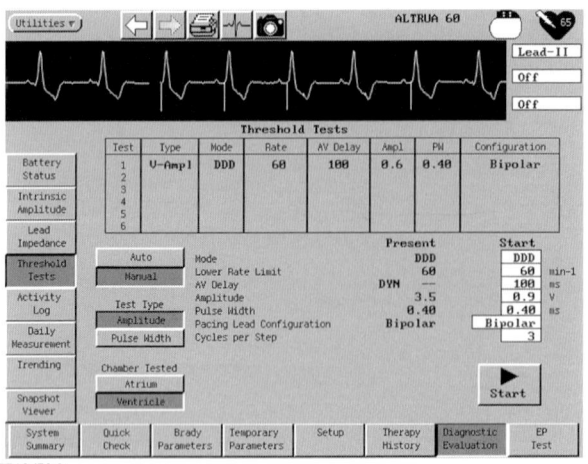

図8　刺激閾値測定

房波高値は低くないか？心房感度が鈍すぎてアンダーセンシングを起こしていないか？レート設定が高くVVIモードになってしまい，せっかくの心房心室同期が行われず生理的なペーシングが行われていないのでは？リードの位置は？心房レートが遅くなってしまったのでは？"などの確認が必要になる(図9)。

f. ペースメーカパラメータ設定の確認

　さまざまなチェック項目のなかで一番の基本であり最重要事項である。臨床工学技士は患者の状態にあわせた最適な設定を医師の指示のもと，間違いがなくプログラムされているか確認を行う。せっかく痛い思いをして植え込んだペースメーカでも設定が間違っていた場合は全く無意味なものになり，最悪の場合は死に至る可能性もある。われわれの施設では外来，病棟におけるペースメーカチェックの際，イントロゲート後にまず印刷を行っている。もしなんらかの異常でプログラマーに不具合が起こった場合でも確実にもとに戻せるからである(ペースメーカ手帳に必ずしも最新の設定が記載されているかは疑問である)。また，設定パラメーターどおりに作動しているか，否かをパラメーターと心電図にて照らし合わせ確認することも大切なチェック要素である(図10)。

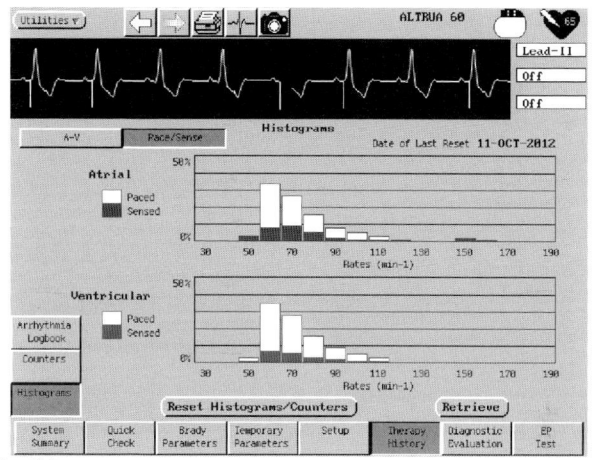

図9 ペーシング率

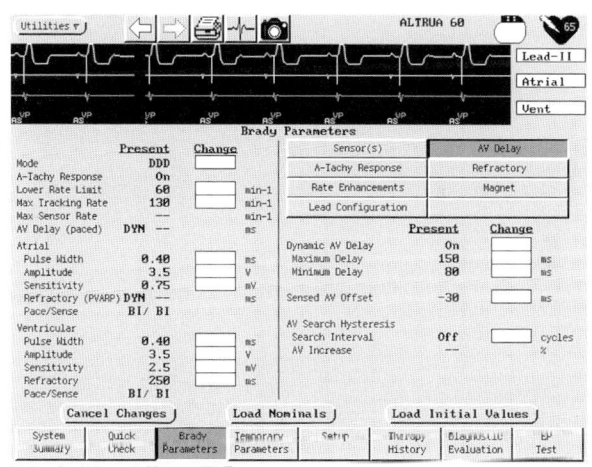

図10 ペースメーカパラメータ設定の確認

＜患者の訴えから考慮する最適な設定＞

ある日外来にて患者から次のような訴えがあった。

「最近坂道歩くとすぐに息切れするんだよ…前に来たときに設定を変えてもらったんだけどねえ」

ペースメーカ手帳を確認するとレートレスポンス機能を追加し VVIR となっていた。今回のチェックでは閾値，リード抵抗など全く問題はない。レート設定も 60 ppm で問題ない。しかもレートレスポンス機能が ON である。そのときの医師の指示はレートレスポンスの設定変更であった。そこで医師に相談しレートレスポンスの作動が以前より鋭くなるよう設定変更した。このようにペースメーカチェックでは閾値やリード抵抗の数字上の測定だけでなく，患者の訴えから適切な設定を見いだすことも重要である。

レートレスポンスは各メーカーにより表示方法も作動機序もさまざまである。われわれ臨床工学技士は，患者はもちろん，医師からの指示に的確に答えるため個々の機器の特徴をしっかりと把握し臨床にフィードバックできるよう最新の知識を習得していなければならない。

g. 不整脈イベントの有無

最近のペースメーカはただ単にペーシングを行うだけでなくホルター機能も装備されている。ペースメーカチェックにて不整脈のイベントが捕捉された場合は，臨床工学技士は，その不整脈名，発生頻度などを医師に伝え，設定変更の有無を確認し適切な処置を行う。またとらえた不整脈によっては，薬物の処方や ICD，CRT-D へのバージョンアップも考慮する。

5. ICD，CRT-D の操作

基本的にはペースメーカ操作と同様である。しかし，ICD，CRT-D の場合は致死的不整脈に対しての治療の on–off や治療プログラム設定を行わなければならない。また，設定したプログラムが致死的不整脈の出現したときに適切に治療が行われていたか，また治療の必要のないようなときに不適切な治療が

入らなかったかを確認する必要がある。

また，ICDでの治療の際はショックに使うエネルギーをコンデンサに貯めて治療が行われるが，その充電時間を確認する必要がある。

＜操作項目＞

ペースメーカ操作項目以外に以下のものがある。

日時設定

治療プログラム設定

治療時の適正作動の確認

不適切作動に対する設定変更

充電時間の確認

a. 日時設定

治療が行われた場合は本体内に記録が残りEGMでの確認ができるが，その治療が"いつ？どんな不整脈に対して？"など明確な記録が必要であるために，日時設定は重要である。

b. 治療プログラム

ZONE設定と呼ばれ，3つのZONEを心室細動や心室頻拍などの不整脈のレート別に検出させることが可能である。疾患が心室細動のみならば1ZONE設定のみでプログラムし，心室細動以外にも心室頻拍も認められているのであれば，2ZONE設定でのプログラムとなる。さらに，slow VTなどのレートの異なる疾患を認めた場合には3ZONE設定と，それぞれに対して適切な治療プログラムが可能である(図11)。

c. ICD適正作動

致死の不整脈に対して適切な治療が行われたか否かを評価するものである。心室細動や心室頻拍におけるICD作動に対し各メーカーのアルゴリズムを把握する必要がある。把握することによって適切な作動が致死的不整脈に対して

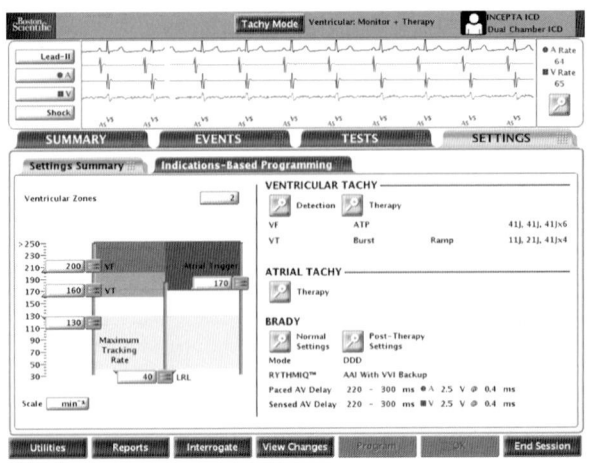

図11　治療プログラム

行われたか，設定変更が必要なのか，場合よっては機種の変更も考慮する。

d. 不適切作動に対する設定変更

　ICDは高度な技術開発から生まれたデバイスであり，日々進歩しているが，それでも回避できない不適切作動もある。臨床工学技士はICDが適切な作動を行っているか否かを確認しなければならない。ここではT波のオーバーセンシングによる不適切作動を例に挙げ，回避した実際の例を述べる。

ⅰ）T wave over-sensing

　T波のオーバーセンシングはリードの位置，患者自身の問題などあらゆる理由で起こる。

　T波のオーバーセンシングによりR波とT波をダブルカウントし，ペースメーカ自体が不整脈（頻脈）ととらえ，治療を開始してしまう（心拍数が100であっても200ととらえてしまう。機器の観点であれば正常作動であり，設定の変更が必要である）。販売各社はT波のオーバーセンシングを回避するために，さまざまなアルゴリズムを搭載して機器をアップデートしているが，現場サイドはそのアルゴリズムを把握し，患者に合わせ

た最適な設定を行う必要がある。

当院においてもT波のオーバーセンシングによる不適切作動を経験した。植え込んであるICDの設定でなんとか回避ができないかと試みたが，確実な方法ではない。

この事例に対し，心臓外科医，循環器内科医，麻酔科医，臨床工学技士で話し合い，T波の成分ができるだけ見えないフィルター設定を行えるICD本体に入れ替えることに決定した。

手術後にはT波の成分が見事にフィルタリングされ，不適切作動は起こらなくなった。

ここで，強調したいのは，医師と臨床工学技士での話し合いのもと良い結果が出たことである。

今までの流れでは，以前に埋め込まれていたメーカーに問い合わせ，なんとか設定変更での対処を試みたと思うが，不安が消えるわけではなく，一過性の対処である。

上記症例の場合，各科の医師と技士が各々の知識をもちより，治療の方向性を決め，決断したことが良い結果につながったと考えている。

e. 充電時間

ICDの場合，ショック放電のために必要なエネルギーをコンデンサに充電する充電時間の確認を行う。通常，10秒前後であれば問題ない。

6. 遠隔的患者管理—遠隔モニタリングの有効性—

ペースメーカデバイスの植え込み後，患者管理を行う際，施設の取り決めによるが2-4ヶ月に1回程度の割合で外来フォローアップ（ペースメーカクリニック）を行っている。実際不整脈に対する治療が行われた際に外来を受診するようになってはいるが，必ずしも外来に足を運ぶとは限らない。また心房細動や，非持続性心室頻拍など実際に治療までとはいかないが不整脈の出現がみられる患者は多い。しかしわれわれがチェックの際に確認できる内容は外来に

来る最近のデータのみで不整脈出現の経過を把握するのは困難である。

　各メーカーによるが，最近の植え込みデバイスは電話回線などを通じ専用サーバーにデータを送信し監視することが可能である。送られた患者データはインターネットを通じてウェブサイト上で確認することができる。もちろん，施設ごとに管理され，第三者からは見ることができない。パスワードを取得した医療関係者だけがデバイス状況をチェックできるようになっている。

　不整脈が検知された場合や，リードの不具合（抵抗値の変動など），電池残量が少ない場合など，登録されたメールアドレスに送信することもでき，早急な対応が可能である。

　2012年の保険制度から保険点数を取得できるようになった。システムをフルに使用するために医師とコメディカルの不整脈チームで対処するシステム構築が必要である。

　確認事項
●患者入室前
・必要物品全ての準備
　体外式ペースメーカ，一時ペーシング用カテーテル，接続中継ケーブル（鰐口赤黒コード）
・体外式ペースメーカの始業前点検
　機器電池の交換，機器の電源の立ち上がり

●患者入室後ペーシング導入まで
・一時ペーシングカテーテルを挿入
　挿入場所，留置位置の確認
・閾値，波高値の確認
　体外式ペースメーカにて確認する。

●ペーシング開始

・出力，センシングの確認
　閾値の2倍以上，センシングの1/2以下にて行う。
・心電図の確認
　ペーシング波形の確認
・使用中点検
　機器が正常に作動しているか確認する。

●導入後
・ペースメーカ作動状態の確認
　モード，出力，感度などを確認する。
・患者移動時のライン準備
　搬送途中でのライン引っかかり予防のため必ず確認する。
※人工心肺離脱時は，鰐口コードかペーシングワイヤーによる心室（心房）ペーシングのため，退室時の確認事項注意点になる。また必ず使用前には，電池の状態も確認する。

●退室前
・ペーシング状態の確認（バイタルモニター）
　ペースメーカへの依存度を確認する。
・接続の確認
　＋－（赤黒），接続部のゆるみの確認
・患者移動時のラインの準備
　途中でのライン引っかかり予防のため必ず確認する。

●心内膜リードの場合
①物品を準備する
・一時ペーシング用心内膜リードセット
・体外式ペースメーカ

・鰐口コード

・X線透視装置

②ペーシングリードセットを術者に渡し，体外式ペースメーカの準備をする．

・体外式ペースメーカ本体

・動作確認

③留置部位に達したら測定を開始する．

・心内波高値

・刺激閾値

　（本体の設定は操作方法の項参照）

●心外膜リードの場合

　開心術後の一時的なペーシングの場合が多いため，通常は必要物品が準備されている場合が多い．

・体外式ペースメーカの電池の確認

・鰐口コードを心房（心室）と体外式ペースメーカに接続する．

・MODEを確認する（VVI or AAI）．

・出力を高めに設定する（落ち着いたら適正値に下げる）．

・感度をある程度鋭くする．

（鈴木健一）

作動時の注意点

1．手術時の設定

　手術室または内視鏡センターなどでペースメーカが植え込まれている患者に対し設定変更の指示がある．この場合の目的は電気メスを使用するのでペースメーカの設定を変えたいということである．

ⅰ) なぜ設定を変えるのか？

手術で使用する電気メスから発せられる高周波をペースメーカが感知しペースメーカが抑制されてしまうからである。電気メスを使用している間はover sensingの状態になってしまう。

ⅱ) ではどのように設定変更すれば良いか？

例えばVVIモードの患者はどうであろう？over sensingになった場合，pacingが抑制され，その間は心停止状態である。であるならば，VOOモードにし，over sensingに陥ることがなくなるように設定を変更すれば問題はない…（正しいであろうか？）。

以前，以上のような考え方により，手術を受ける患者に対しすべてではないが非同期モード（例：VOO）に変更する症例が多かった。非同期モードでは，自己心拍とpacingが競合して，場合によっては不整脈を誘発する（spike on T）可能性もある。これを危惧して設定レートを高くし自己心拍を抑える考え方もあるが，心室性不整脈の出現や血行動態を考慮すると適切な設定変更とは言い難い。

またパラメーターを変えることにより戻し忘れのミスが起こる可能性がある。

上記のようなことを踏まえ，当施設では以下のように対処している。

①手術部位の確認：ペースメーカ本体から離れているか？離れている場合は対極板を貼る部位を考慮し，できる限り高周波の影響がでないようにする。

②電気メスをバイポーラで使用できないか？：執刀医に確認しバイポーラでの手術が可能であればバイポーラで手術を施行してもらう。

③基本的には設定変更を行わない：現在のペースメーカーデバイスにはノイズリバージョン（ノイズレスポンス）という機能がついている。この機能はペースメーカーデバイス本体にノイズが感知された場合その一定期間だけ非同期モードとなり，over sensingを解除する機能である。よってあえて設定変更し，設定戻しミスを起こりやすくする必要はないと考

える。

④電気メスを使用する時間を短くする：執刀医と話し合い，電気メス使用時の通電時間が短くなるよう意識して使用してもらう。

しかし，手術時のさまざまな条件下でペースメーカーデバイスにどのような影響が起こるかは皆無である。よって臨床工学技士は外来フォローアップ同様，電池電圧，リード抵抗，各閾値測定など基本的なペースメーカチェックは手術前，手術後に必ず行い，麻酔科医による確認も行っている。基本的にはペースメーカ本体が高周波の影響を受けないように手術が行われる環境を検討することから開始し，できる限り設定変更を行わないようにしている。またペースメーカチェックは麻酔導入後に行う。これは，麻酔深度により心拍数が低下する場合があり，血行動態的にレート設定変更を余儀なくされることがあるからである。

ICDの場合は上記とは異なる。基本的に徐脈性に対してのペースメーカの設定は同じだが，電気メスを使用する以上，ノイズを感知したデバイスが頻脈と検出し，除細動を行うことになる。手術中，不整脈の出現でもない状況で突然のICD作動が起きた場合，術者の手元がくるい，大惨事になるのは明白である。また，全身麻酔下であれば患者に対し精神的苦痛はないが，心臓に対し余計な打撃を与え，心機能を低下させることにもなりうる。

ICD植え込み患者の場合は必ずTackyModeをオフにするという設定変更を行わなければならない。しかし手術中に致死的不整脈が起こる場合も考えられるので，体外式の除細動を準備する。

ICDを植え込んでいる患者の手術の際には必ずその手術部屋に（患者のそばに）除細動器を配置する（手術室にあればよいわけではない）。当施設では，手術室内に除細動器が2台設置してあるが，当日の手術スケジュールで，例えば心臓手術，ICD植え込み術，ICD植込み患者の消化管手術のように，除細動器を3部屋で同時に使用するような状況の場合は，麻酔科医，看護師，臨床工学技士とで話し合い，安全な手術が行えるよう，手術スケジュールを変更する。

しかし緊急を要する手術の場合は，中央管理室にスタンバイされている除細動器を使用し，手術を施行する．

ICD の機能を OFF にする場合は，必ず使い捨てパッドを手術前に患者に装着する．手術部位に影響してしまう場合は，臨床工学技士は，麻酔科医，執刀医と相談し，装着部位を変更する（背中など）．もちろん，除細動することを考え，リードの走行も考慮する．

使い捨てパッド装着後，除細動器本体と専用コードで接続し，パドル誘導での心電図が表示されることを確認する（使い捨てパッドを装着しても断線していては意味がない）．

手術中はパドル誘導のまま，心電図を手術終了（ICD 機能再開時）まで表示させておき，致死的不整脈が出現した場合には即，除細動を作動できるようにしておくことが重要である．

また，手術終了時に TackyMode をオフのまま病棟に帰ってしまっては ICD の意味が全くなくなってしまうので，術後のプログラム戻し時は，臨床工学技士と麻酔科医とでダブルチェックを行っている．

2. MRI 検査

MRI 検査は非常に有効な検査の一つであるが，ペースメーカーデバイスを植え込んでいる患者にとっては基本的に禁忌である．強力な磁場の影響によりデバイス本体が故障もしくは誤作動を起こすからである．また故障まで至らなかったにしても磁場から発生するノイズを感知しオーバーセンシングとなり，ペーシングが抑制される．また ICD の場合はノイズを TackySense ととらえ，除細動の治療を行ってしまうことも考えられる．

以下に MRI 中にとらえられた EGM データを紹介する．

ノイズを TackySense（VF）と検出し，チャージ（充電）を行ってしまったが治療には至らなかった．MRI 検査中，検出→充電→検出と同じことを繰り返した．これは，ICD にて不整脈の治療を行う際，本体内のキャパシタにコイルを通して充電されるが，強力な磁場の環境下において，コイル内に新たな電

流が生じ（未制御），本来充電されるための電流と磁場から生まれた電流とが打ち消し合い，実際にキャパシタに必要な電圧がかからず，充電時間の許容範囲を超えてしまったため，再度検出機構にもどりまた充電を開始することを繰り返したためである．しかし，いつもこのようにノイズによるオーバーセンスからの不適切作動が起こるとは限らない．むしろどうなってしまうかはその検査時の設定やデバイスの特性により，さまざまで，予想がつかない．除脈性不整脈を有する患者に対しては，ペーシング抑制から心停止の可能性が大きいと示唆される．また，磁場によりデバイス本体が加熱し，リードを伝わり心筋を焼灼することも考えられるので，デバイス植え込み患者に対してはMRI検査の実施が絶対に避けられるようなシステムが必要である．

昨今，MRI対応のデバイスが販売されているが，MRI対応とはいえ，すべての条件下での検査が可能になっているわけではなく，また検査時にはMRIのモードに設定変更しなくてはならないので，オーダー時には注意が必要である．

3. SSSに対しDDDモードで作動している患者が手術を受ける…

基本的にSSSは洞結節の疾患のためAVブロックがない．したがってAAIモードで十分補えるが，一過性の徐脈を有し，生理的な血行動態を考慮しDDDを選択され埋め込まれることが多い．

以下に実例を挙げる．

SSSに対しDDDモードで作動している患者が消化器系の手術を受けるため入室した．前述のごとく基本的には設定変更を行わないが，術前のチェックを行うために自己脈を出したところ，SSSのため心室からの補充収縮で血行動態が不安定であった．設定はDDD 70であった．このとき，麻酔科医から（臨床工学技士に）「今，ペーシングですか？」と聞かれた．確かに，DDDのペーシングと言われれば，基本的に心房心室ペーシングの波形がモニタリングされると考えられ，波形は一目瞭然である．しかし，一概にDDDといっても4パターンの動作がある．

① P波もR波もセンシングしている：ASVS（図1-a）

② P波はセンシング，R波はペーシングしている：ASVP（図1-b）

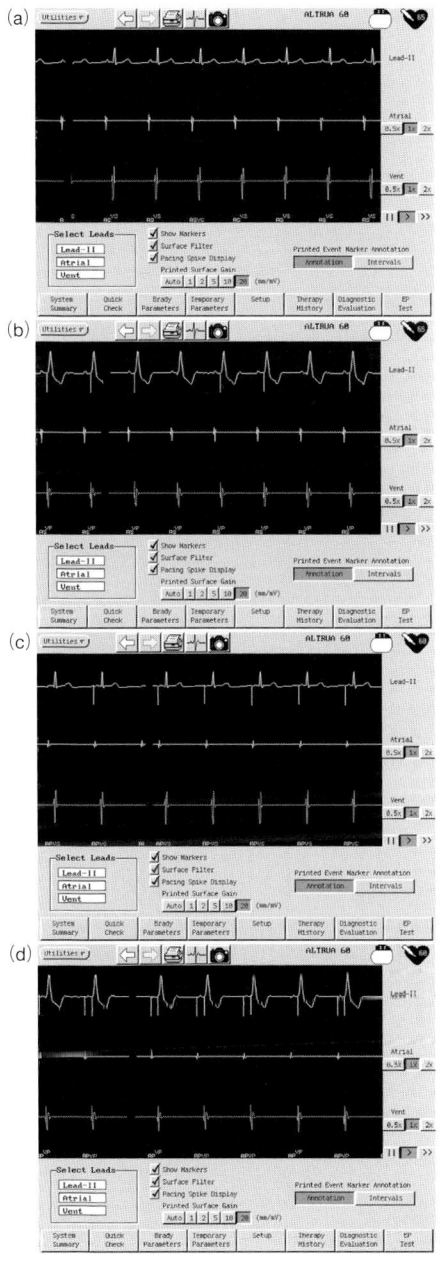

図1 DDD
(a) ASVS, (b) ASVP, (c) APVS, (d) APVP

③ P 波はペーシング，R 波はセンシングしている：APVS (図1-c)
④ P 波も R 波もペーシングしている：APVP (図1-d)

　上記に挙げた4パターンの組み合わせが DDD モードである。本症例の場合は3のパターンであった。ペースメーカ担当医の考え方にもよるが，この患者の場合は SSS であり，AV ブロックがないため自己の R 波を優先するためにペースメーカの AVDELAY の設定をのばしている。ゆえにモニター上は，サイナスリズム様の波形に見える。

　生体情報モニターの表示している心電図誘導やフィルタ特性，ペースメーカ本体の出力により心房に対してのスパイクは見えないことが多い（V ペーシングは波形が変化するので分かりやすい）。また，フュージョンビートの場合はもともとの自己心拍の P 波の波形とキャプチャーしている波形が似ているので，自己波形か，ペーシング波形かを確認するのは難しい。

　判断としてはペーシングの場合，設定された心拍数が全く変化せず一定に保たれる（期外収縮がなければだが…）。また，プログラマーを使用してマーカー表示を確認することで自己かペーシングかを確認することができる。

　手術時のペースメーカ作動状態を確認するにあたり，プログラマー操作ができる臨床工学技士に相談することにより，チーム医療としてより良い麻酔管理が行える。

4. ペースメーカの機能

a. レートヒステリシス機能

　臨床の現場において"ペースメーカのレート設定よりも生体情報モニターの心拍数が少ない…"という場合がある。例えば VVI 60 の設定であるのに対し，モニター上の心拍数は 56 bpm (beats per min) であったりする。基本的にはペースメーカは時計のごとく正確に打ち続けるはずなので，モニターを疑い，実際に RR 間隔を測定してみても実際 56 bpm であり，心電図電位の問題でもなく，これはペーシング不全か？と思いつつもそれなりのペーシングスパイクもない…。

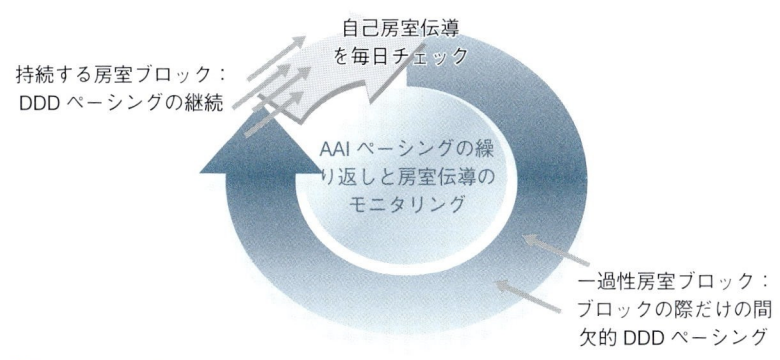

図2　AAI ↔ DDI モード

ペースメーカにはレートヒステリシスという機能が付いており，これは自己心拍が出現した場合に設定されたペーシングレートを下げて自己心拍を優先する機能である。

レートヒステリシス機能がONになっている場合は，基本レートとは別にヒステリシスレートが設定されており（メーカーによりレート設定や％設定がある），自己心拍が出現すると（sensingすると）基本レートがヒステリシスレートに設定される。

例えばVVI 60，ヒステリシスレート50の場合，自己心拍が現れるとレートが60 ppmから50 ppmに変わる。すなわちペーシングインターバル1,000 msが自己心拍を優先するために1,200 msまで待つ状態になっている。しかしペーシングインターバル1,200 msを満たしても自己心拍が出現しない場合は基本レート60 ppmにもどりペーシングを行う。トラブルではないのでペースメーカ手帳やカルテから設定を今一度確認するか，臨床工学技士に訪ねるとよい。

b. AAI ⇌ DDD（図2）

心室ペーシング率の高い群ほど心不全による入院や心房細動，致死的不整脈，死亡のリスクが高くなるとの報告があり，近年のペースメーカには植込み患者の状態にあわせて，AAIモードとDDDモードを自動的に変化させ，心

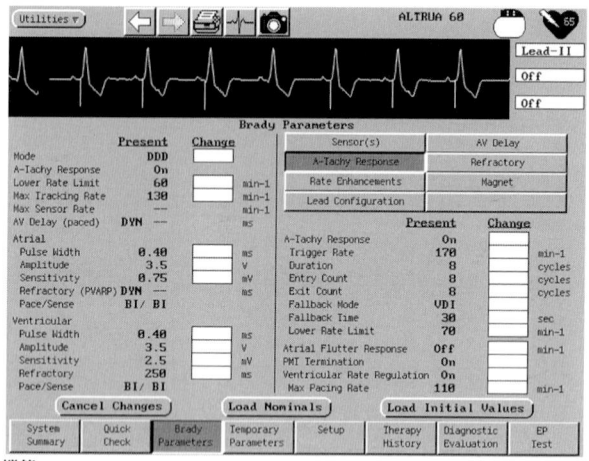

図3 VRR機能

室ペーシング率を減らす機能が加えられた機種が存在する。販売メーカーや機種により，アルゴリズムはさまざまなため，注意が必要である。ペースメーカを植え込んでいるにもかかわらず，ブロックやペーシング不全様の波形が現れる。実際にはトラブルではないが，手術を行ううえで血行動態的に不安定な場合はモードの設定変更を行うことが望ましい。

c. VRR (ventricular rate regulation) 機能 (図3)

徐脈性心房細動の患者の場合，心房細動ゆえ，ペースメーカを植え込んであるにもかかわらず，心室のリズムが不安定になり，血行動態の安定化が難しい。ペースメーカにはVRR機能が装備されており（メーカーにより言い回しが異なる），最新の心室周期の平均を計算し，V-V間隔をできるだけ一定に保つようにレート変動を最小に調節できる。

手術時のための機能ではないが，不安定な血行動態を改善する機能である。

d. ERI (elective replacement indicator), EOL (end of life) (図4, 5)

ごくまれであるが，手術入室時にペースメーカチェックを行っていると

図4 EOL 表示①

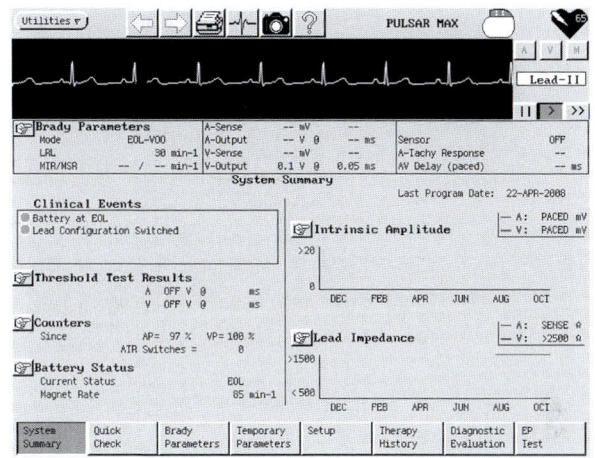

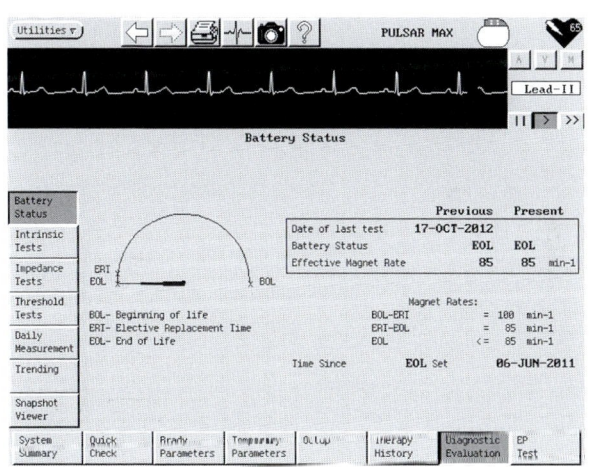

図5 EOL 表示②

131

ERI または EOL 表示の患者をみることがある。ERI の場合は電池交換指標なので，手術自体に何の影響もなく問題にはならない。しかし EOL の場合はペースメーカ本体の電池残量がかろうじて残っている程度である。しかも余計な電池を消耗しないよう安全設計となっており，プログラマーでの設定変更すらできない状況である。このような場合は電池がいつ切れてもおかしくないので，体外式ペースメーカにてバックアップペーシングを行うか，除細動器のペーシング機能を用い，使い捨てパドルにて体表からのペーシングを行えるようスタンバイしておく必要がある。しかし，体表ペーシングはどうしようもない場合でない限り，できる限り避けたほうが望ましい。理由は体表ペーシングでは身体がペーシングのたびに動き，手術どころではなくなるからである。

5. 不適切作動

a. ペーシング不全（ペーシングフェイラー）

　ペースメーカを植え込んでいる患者が心臓手術をする際，人工心肺を装着，大動脈遮断後ペーシングオフまたは ODO モードにする（ODO がない場合は最小のレート，最小出力に設定）。心内操作を終え，再びペーシングを再開するにあたり，ペーシング閾値が上昇している場合が多い。また，右房切開を置く手術や，三尖弁形成術，または脱転を余儀なくされる手術の場合，ペーシングリードが動いてしまったり，リードを傷つけてしまう場合もある。大動脈遮断解除後の心臓ペーシングは入室時の設定よりも高めの出力にて行ったほうがよい。しかし高めの出力であっても心内操作直後の不安定時期では，ペーシングされない場合も多々みられる。これをペーシング不全というが，理由としては上記に挙げたようにペーシング閾値にかかわることが大半である。安定したペーシングが得られない場合は，プログラマーにてリード抵抗やペーシング閾値を測定し，原因を探ることが重要である。

b. アンダーセンシング

　アンダーセンシングとは，自己の心電位をペースメーカが認識することが

できず，自己波があるにもかかわらずペーシングしてしまうことである．アンダーセンシングによってペーシングしたタイミングが不応期であればよいが，T波上にペーシングが入ってしまうと spike on T となり，心室細動を起こす危険がある．ペーシングデバイスの入った患者の手術を行う際にこのような心電図をモニター上発見した場合は，ただちにプログラマーにて設定変更を行い，アンダーセンシングを解除しなければならない．

c. オーバーセンシング

オーバーセンシングとは，自己の心電位がないのにもかかわらず，筋電位もしくはなんらかのノイズをペースメーカが自己の心電位ととらえてしまい，ペーシングを抑制してしまうことである．オーバーセンシングでは必要な心拍数を得ることができず，何秒間も続くようであると，血圧も得られないため，心停止と同じ状況になる．この場合もアンダーセンシング同様，ただちにプログラマーにて設定変更を行い，速やかな対処が必要である．

電気メスを使用する手術もノイズによりオーバーセンシングとなり，ペーシングを抑制してしまうので，注意が必要である．

d. ICD不適切作動

ICDは致死的不整脈が出現した場合，速やかに治療が行える機器であり，わが国でも多機種のICDが販売されている．販売各社によりその検出機構や，不適切作動回避に対するオプションが設けられているが，基本的な不整脈検出機能は心拍数である．除細動治療を行う心拍数を設定し，それ以上の心拍数を検知した場合に治療に入る．よって，致死的不整脈以外であっても設定以上の心拍数になってしまった場合には除細動治療が行われることとなる．心房細動による頻脈などが多い．

手術室は患者にとって緊張している状態である．まして手術台で麻酔をかける前はなおさらである．患者によっては治療開始の検出レートがかなり低い設定もありえるので，手術室には必ずペースメーカ手帳を持参させ，設定を確

認しておいたほうがよい。患者の心拍数が早い場合は，麻酔前にあらかじめICDの治療をオフにするなどの対処を行ったほうがよい。ただし，体外式除細動をセッティングのうえ，使い捨てパッドの装着は必須である。

 起こりやすいトラブル

●ペーシング，センシング不全

　一時的ペースメーカは，恒久的ペースメーカのように電池の消耗を気にする必要はほとんどないため，出力は高めに設定する。しかし留置部位により，ペーシング不全やセンシング不全を起こす可能性がある。留置を終えて他の処置に術者が入っても，心電図の確認をする必要がある。

●電気メス干渉

　心内膜リード挿入に関しては電気メスを使う機会は少ないが，心外膜リード（開心術後使用）の場合は使用する機会が多い。電気メスによる干渉はないとは言えないので，作動状態を確認しておく必要がある。

●接続ミス（＋と－）

　接続ミス防止のため再度確認する必要がある。

●リード穿孔

　リードの押しつけ過ぎにより発生する。透視画面の確認が必要である。

　植込み手術ではリードを心内膜に留置するが，リードを操作する際に使用するスタイレットやリード本体によって穿孔を起こすことがある。右心室壁あるいは心室中隔など，穿孔する箇所はさまざまであるが，穿孔した箇所により症状が異なる。

　また，明らかな穿孔であればX線上で確認できるが，臨床上はまれである。確認としてはPSAにてリード抵抗を確認し，それまで測定していた値よりも著しく低下していた場合には穿孔を疑う。また，穿孔箇や裂けた大きさによっ

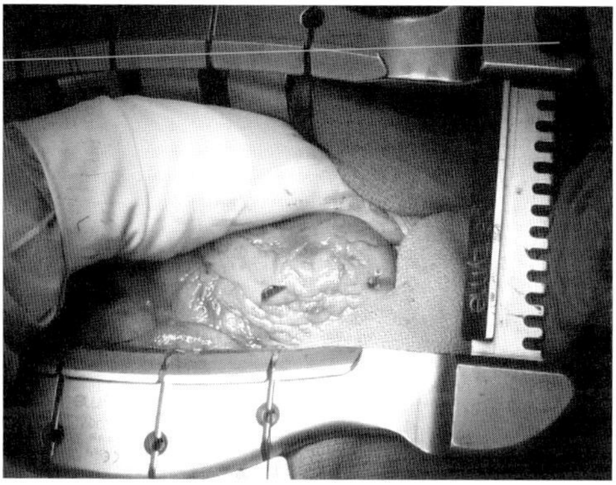

図6　ペーシングリードによる穿孔

ては血行動態が破綻し，緊急に補助循環が必要となる。開胸して止血を行わなければならないこともあるので(図6)，局所麻酔であっても挿管の準備は必須である。

Sao_2などの低下にも表れるので，モニタリングに注視する。

● Mode 表示の確認

体外式ペースメーカ通常使用の場合，シングルチャンバ使用のため，SSIと表示されることが多い。そのため留置場所を確認する必要がある。

● リード抵抗

リード抵抗の測定はリードの状況を把握するのに重要である。正常値は200〜2000Ωで抵抗値が低下しているようであればリークを疑い，高値を示しているようであればリード断線を疑う。また，ICDの場合はショック抵抗の測定も重要であり，正常値は20〜80Ωである。

リード抵抗値が正常範囲であっても，前回の値よりも著しい変化が見られた場合は，リークおよび断線を疑うべきである。

● リードの脱落

　急激な閾値上昇を生じることがある。その場合心電図上，ペーシング波形にはなっていないことが多い。出力を最大にして改善しない場合には，留置部位を変更する必要がある。

　デバイスを植え込んでいる患者に対し，最悪のトラブルはペーシングがされず，心拍数が"0"になることである。除細動器のペーシング機能をバックアップに準備することや，一時的ペーシングの準備などをあらかじめ用意することの重要さを手術にかかわるスタッフが自覚していなければならない。設定されたペーシングモードを理解したうえで，現状の心電図を解釈し，起こりうる臨床現場でのトラブルを回避できるよう，知識を深めておく必要があると考える。

（鈴木健一）

5: 適応と禁忌

IABP

適　応	・心筋梗塞による心原性ショック ・低心拍出量症候群 ・体外循環離脱困難 ・虚血関連難治性心室性不整脈 ・PCI時サポート ・off pump CABG時サポート ・重度大動脈弁狭窄症などの手術待機時 など
	※なお，米国では，STが上昇している心筋梗塞患者におけるIABPの使用を以下のように推奨している[1]。 class I（施行すべきである） ・収縮期血圧90 mmHg未満あるいはベースラインの平均動脈圧より30 mmHg低い場合 ・低心拍出量 ・心原性ショックが薬物治療によって速やかに回復しない場合 ・虚血による胸部不快感の再発，血行動態が不安定である徴候，低左心機能，広範な領域の心筋が危険な場合に薬物治療に加える治療として class IIa（施行することに合理性がある） ・難治性の多源性心室頻拍がある場合 class IIb（施行することを考慮してもよいかも知れない） ・難治性の肺うっ血がある場合
禁　忌	・大動脈弁閉鎖不全 　（実際には大動脈弁閉鎖不全例でも用いることはあるが，可否の明確な判断基準はなく，経験則による） ・解離性大動脈瘤

	（確実に真腔内で IABP を駆動させ救命できた症例もある） ・閉塞性動脈硬化症 ・極度に大動脈が蛇行している場合 ・消化管出血などの出血を伴う疾患 など

PCPS

適　応	・心停止／重度心源性ショックに対する心肺蘇生 ・心源性ショック ・急性心筋梗塞，心筋炎，心筋症などによる循環不全 ・体外循環離脱困難時 ・開心術後の低心拍出量症候群 ・心大血管手術の補助手段 ・PCI 補助手段 ・IABP のみでは血行動態が維持できないとき ・人工弁不全 ・低体温療法 など
PCPS 導入 判断基準	・心不全心係数（成人）＜ 2.0 L/min/m^2 　　　　　　　　（小児）＜ 2.3 L/min/m^2 ・収縮期動脈圧　　　＜ 80–90 mmHg ・左房圧　　　　　　＞ 18 mmHg ・尿量　　　　　　　＜ 30 mL/hr ・混合静脈血酸素飽和＜ 65 ％
禁　忌	・下肢動脈閉塞性病変 ・脳血管障害の既往 ・凝固障害 ・顕著な出血 ・外傷性心障害 ・高度大動脈弁閉鎖不全 など

ECMO

適応する疾患	＜肺機能が可逆的であること＞ ・ウイルス肺炎 ・細菌性肺炎 ・カリニ肺炎 ・嚥下性肺炎 ・術後・外傷による ARDS ・敗血症による ARDS ・白血病・悪性リンパ腫による ARDS
適応する病態	＜人工呼吸器による治療に反応しない可逆性の急性呼吸不全＞ 積極的な適応 ・Pa_{O_2}/F_{IO_2}＜80 mmHg かつ Murray score ≧ 3 ・コントロール不能な pH＜7.2,高二酸化炭素血症 ・重度の air leak syndrome 考慮する状態 ・Pa_{O_2}/F_{IO_2}＜150 かつ Murray score ≧ 2 ・数日以内に改善する見込みが少ない。 ＊：Murray score は表1を参考
除外基準	・不可逆性の基礎疾患 ・骨髄移植後 ・末期癌 ・HIV ・30 kg 以下…システムが適応できない。 ・75歳以上…高齢 / ECMO の効果が不明

（日本医科大学付属病院集中治療室の基準）

項目		点数
＜胸部レントゲンスコア＞		
肺水腫	全体の0％	0
	全体の25％	1
	全体の50％	2
	全体の75％	3
	全肺野	4
＜低酸素スコア＞		
$Pa_{O_2}/F_{I_{O_2}}$	≧300	0
	225-299	1
	175-224	2
	100-174	3
	＜100	4
＜PEEP スコア＞		
PEEP	＜5 cmH_2O	0
	6-8 cmH_2O	1
	9-11 cmH_2O	2
	12-14 cmH_2O	3
	≧15 cmH_2O	4
＜コンプライアンススコア＞		
コンプライアンス	≧80 mL/cmH_2O	0
	60-79 mL/cmH_2O	1
	40-59 mL/cmH_2O	2
	20-39 mL/cmH_2O	3
	＜19 mL/cmH_2O	4
＜各項目の合計点を採用した項目の数で除した点数＞		
肺障害なし		0
軽度〜中等度の肺障害		0.1-2.5
重度の肺障害		＞2.5

表1 **Murray score**
(Murray JF, Matthay MA, Luce JM, et al. An expanded definition of the adult respiratory distress syndrome. Am Rev Respir Dis. 1988；138：720-3より改変引用)

CPB

適　応	・虚血性心疾患 ・弁膜症 ・胸部大血管手術 ・先天性心疾患 ・外傷 など
禁　忌	・悪性腫瘍や凝固異常など，適応禁忌となる場合はあるが，人工心肺の適応となった疾患により人工心肺を使用する場合がある。

付：循環補助特性

	IABP	PCPS	VAD
補助方式	圧補助	流量補助	流量補助
補助効果	diastolic augmentation systolic unloading	前負荷軽減 呼吸補助	前負荷軽減 diastolic augmentation
補助能力	自己心機能に依存 (心拍出量の10-20%)	心拍出量の 50-70%	心拍出量の100%
利　点	経皮的挿入可能	心肺補助可能 経皮的挿入可能	両心補助可能 長期使用可能
欠　点	補助効果に限界あり	後負荷増加 長期使用困難 抗凝固法が必須	装着に侵襲大
主な合併症	出血／血栓／下肢虚血 バルーンリーク	出血／血栓／ 下肢虚血	出血／血栓

(ペースメーカについては,「4. ペースメーカ」を参照)

【文 献】

1) Antman EM, Anbe DT, Armstrong PW, et al. ACC/AHA guidelines for the management of patients with ST-elevation myocardial infarction--executive summary : a report of the American College of Cardiology/American Heart Association Task Force on Practice Guidelines (Writing Committee to Revise the 1999 Guidelines for the Management of Patients With Acute Myocardial Infarction). Circulation 2004 ; 110 : 588-636. Epub 2004/08/04.

(鈴木健一, 小林克也, 青景聡之, 金　徹, 竹田晋浩)

4 モニタリング装置

1: 心電図

はじめに

　心電図は重症患者の管理や麻酔中において不可欠なモニター装置である。心筋虚血時のモニターとして，心電図と経食道心エコー法（transesophageal echocardiography：TEE）から得られる情報を統合することが大切である。また心電図は大動脈バルーンパンピング（intraaortic balloon pumping：IABP）のトリガーとしても利用されている。

1. 心電図のモニタリング装置としての位置づけ

　心電図は心臓の電気的情報を持続的，非侵襲的に観察でき，特に周術期における不整脈と心筋虚血について有用な情報が得られる。また血圧などの他のデータと組み合わせることによって，循環血液量の不足などの予測もある程度は可能である。また麻酔の深度を推定するためにも心拍数の変化は重要であり，麻酔中常に心電図の音を聴くように麻酔科医は教わるものである。しかし心電図からは心機能の程度についての情報が得られないことを忘れてはならない。周術期に心筋梗塞を起こした場合の死亡率は5％ほどにもなり，心筋虚血や心筋梗塞の発見と治療をなるべく早く開始できることが重要である。

2. 心電図と経食道心エコー法（TEE）は心臓を違う側面から観察している

　心電図は循環系の電気的な測定である。それに対しTEEは心電図と異なり，循環系の解剖学的診断を可能とするものである。壁運動異常からは心筋虚血・梗塞が，弁機能からは弁の狭窄や逆流が分かる。TEEでは欠損孔の診断や血栓，空気などの異物の診断，大動脈のようすなどの評価ができる。また特殊な場合

I	側壁虚血
II	下壁虚血，P波とQRSが明瞭で不整脈の診断に有用
III	下壁虚血
aVR	有用でない
aVL	側壁虚血
aVF	下壁虚血
CS5	前壁虚血

表1 心電図の誘導と診断できる虚血の部位
通常の3極誘導法では前壁の虚血が診断できない．

としては術中の弁形成術の評価も重要な所見である。

このように心電図とTEEでは，同じ循環系のモニターでありながら，測定しているものが異なることを意識し，その両者の特徴を把握して，そこに外科医との会話や血圧などのデータを加味して情報を統合し，判断することが麻酔科医の重要な役割となる。

3. 第Ⅱ誘導だけでは心筋虚血の30％ほどしかとらえられない

心電図による心筋虚血の感度や特異度は100％ではない。特に不適切な誘導では心筋虚血を見逃す可能性は高くなる。第Ⅱ誘導だけでは心筋虚血の10-30％ほどしかとらえることができない。また通常の3極誘導法では前壁の虚血が診断できない(表1)。そこで多極誘導が実施できない場合には，CS5誘導を選択するとよい。CS5誘導は赤電極を右鎖骨下，黄電極をV_5の位置につける誘導である。さらに緑電極を左胸部下部につけておけば第Ⅱ誘導となり，切り替えて観察できる。第Ⅰ誘導（実際にはCS5誘導）を選択すれば前壁虚血の，第Ⅱ誘導を選択すれば下壁虚血と不整脈の診断を可能とする。

多極誘導が実施できる場合は第Ⅱ誘導とV_5誘導の同時表示が推奨されている。術中心筋虚血の検出頻度はV_5誘導が75％と最も高いという報告がある[1]。また心筋梗塞はV_4誘導で，一過性心筋虚血はV_3誘導で最も検出率が高かったという報告もある[2]。

4. 虚血の術中モニターとしての TEE

　TEE が左室の用量負荷，弁の評価について極めて有効であり，心電図ではこれらの評価を行うことはできないことは言うまでもない。しかし心筋虚血に関しては，TEE と心電図の情報を統合して判断することが必要となる。

　心筋虚血における心機能モニターとして TEE は局所壁運動異常の検出に有効であり，心電図変化よりも早く変化に気づくこともある。しかし TEE は全症例で行うモニターではなく，症例は限られている。つまり TEE を用いる症例は，術前より心臓合併症がある場合か，心臓手術の場合，あるいは術中心電図や血圧など他のモニター上の異常が見られた場合となる。心臓手術の場合は，手術操作や人工心肺離脱時など，容量負荷やカテコラミンの投与などによって心臓の動きは大きく異なってくる。このため左室駆出率などの左室の全体的な心機能の評価では心筋虚血の診断は困難であり，局所壁運動異常に着目する必要がある。また他のモニター上の異常が見られて TEE を施行した場合，イベントが起きた後の心機能を評価することはできても，どこの部位に新たなダメージが加わったのかは，局所壁運動異常に着目しながら，心電図などの情報からある程度の部位を予測し，さらに TEE の情報にくい違いがないかを確認しながら，総合的な判断を必要とする。

5. 大動脈内バルーンパンピング（IABP）の利点と限界

　IABP は機械的補助循環装置としては初期ステップとして使用される。流量補助の効果は 0.8－1.0L/min と少なく，バルーンによる圧補助としての効果を目的とすることが多い。しかし心拍出量が高度に低下している場合は流量補助効果のもっと高い経皮的心肺補助（percutaneous cadiopulmonary support：PCPS）などの方法を選択する。IABP の利点を図 1 にまとめた。

6. IABP とタイミング

　バルーンの膨張・収縮のタイミングは心電図もしくは動脈圧を用いる。た

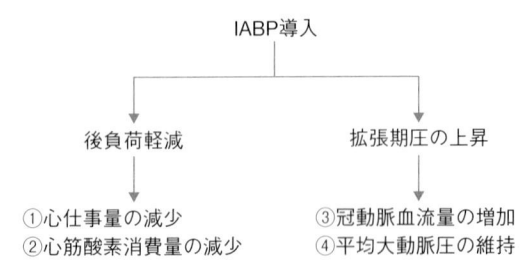

図1　IABPの利点

流量補助の効果は0.8–1.0 L/minと少なく，バルーンによる圧補助としての効果を目的とすることが多い．

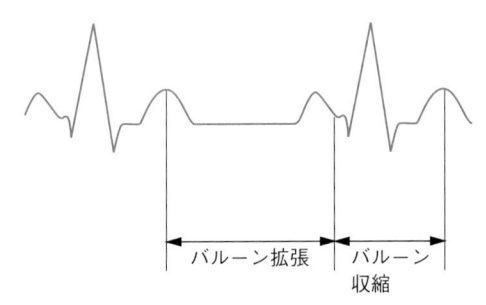

図2　心電図上のIABP収縮・拡張タイミング

実際にはさらに圧波形を見てdicrotic notchからバルーンを膨張させ，心臓収縮直前の動脈圧が最も低下するようにバルーンを収縮させる．

だし手術中は圧トリガーを使用することが一般的である．

　心電図上では心臓の拡張はT波の終末間際に始まり，QRSの開始とほぼ同時に収縮が始まる．これに合わせて，T波の頂上からP波の終了点の間でバルーンを膨張させ，P波の終了点直後にバルーンを収縮させる(図2)．実際にはさらに圧波形を見てdicrotic notchからバルーンを膨張させ，心臓収縮直前の動脈圧が最も低下するようにバルーンを収縮させる．

　最近のIABP装置は自動化が進み，メーカーごとにさまざまなアルゴリズムを用いて心電図と圧波形の両方を解析することにより，最適なタイミング操作をオートモードで可能にしている．早すぎるバルーンの膨張（インフレート）のタイミングは後負荷を増加させるため，dicrotic notchに合わせてインフレートのタイミングをとる工夫を主に圧波形を解析して行われている．バルーンの

収縮（デフレート）のタイミングは直近1-4拍の心電図と圧波形から次のR波を予測するものもある。心房細動ではR波を収縮期の始まりとしてデフレートのタイミングとすることが多い。この場合バルーンを収縮させるタイミングが遅くなりがちである。

【文 献】

1) London MJ, Hollenberg M, Wong MG, et al. Intraoperative myocardial ischemia：localization by continuous 12-lead electrocardiography. Anesthesiology 1988；69：232-41.
2) Landesberg G, Mosseri M, Wolf Y, et al. Perioperative myocardial ischemia and infarction：identification by continuous 12-lead electrocardiogram with online ST-segment monitoring. Anesthesiology 2002；96：264-70.

（本郷　卓）

2: 動脈圧

はじめに

血圧は循環動態を評価するための重要な心血管の指標の一つである。動脈圧は左室の後負荷と心臓の仕事量の重要な規定因子であり、手術中の患者や重傷患者においては必須のモニタリングである。血圧の測定方法は大きく2つに分類されるが、マンシェットを利用した間接的な血圧測定方法と動脈にカテーテルを挿入し圧を電気信号に変換して測定する方法がある。

1. 動脈圧波形の意味

観血的血圧測定はマンシェットを用いた血圧測定方法よりコストが高く、技術を要するが、血圧モニターのための標準的手法として受け入れられている。このような侵襲的なモニタリング法を利用するのにはいくつか理由が挙げられるが、最大の理由としては血圧の変化を1拍ごとに継続的かつ即時的に検出できることが挙げられる。具体的に利用すべき症例としては、心臓血管外科手術、低血圧麻酔手術、ショック状態の患者の手術、重症患者の周術期管理、頻回に動脈血採血が必要な場合などである。

直接動脈圧をモニタリングする際には、動脈圧だけでなく圧波形も分析する必要がある。圧波形は大動脈弁の開放とともに急峻に立ち上がり、大動脈弁の閉鎖時に動脈重複切痕(ディクロティックノッチ)ができる。その後、緩やかに下降していく。波形を観察すると心臓の収縮期と拡張期が分かる。また、圧波形の立ち上がりから心収縮力や動脈のコンプライアンス、収縮期圧波形下の面積から1回拍出量が推測できる。圧波形を分析することにより、大動脈内バルーンパンピング(intraaortic balloon pumping：IABP)の適切なタイミングをはかるためのディクロティックノッチを利用したり、循環血液量減少の徴候としての収縮期血圧の急激な変動の特定したりすることができる。

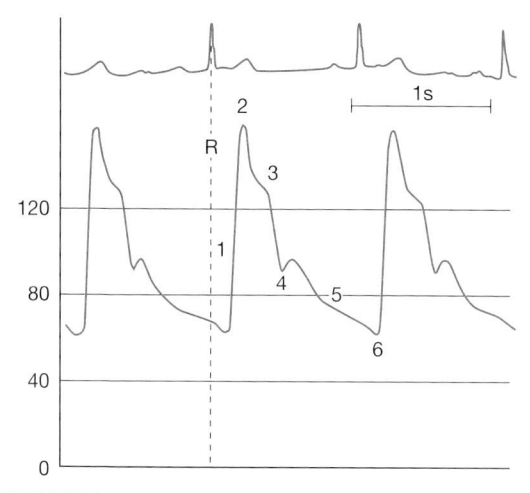

図1　正常な動脈圧波形とその心電図上のR波との関係の関係
1：収縮期の立ちあがり，2：収縮期ピーク圧，3：収縮期の低下，4：重複切痕，5：拡張期のランオフ（runoff＝血液の末梢血管への流出），6：拡張終期圧
〔Mark JB, Slaughter TF. 心臓血管モニタリング．Miller RD 編．武田純三監訳．ミラー麻酔科学（第6版）．東京：メディカルサイエンスインターナショナル；2007．p.997より引用〕

　穿刺部位としては一般的に橈骨動脈が用いられるが，他の部位としては尺骨動脈，上腕動脈，腋窩動脈，大腿動脈，足背動脈，後脛骨動脈などが対象となる。測定部位が心臓から離れるほど，圧伝播の遅れにより波形の立ち上がりが遅れているが，その後，急激に立ち上がり収縮期血圧は上昇する。波形も先鋭化する。また，ディクロティックノッチは消失する傾向にある。

　動脈圧波形から得られる情報を正しく理解するためには，正常波形の構成成分や心電図との関係，動脈穿刺が行われる部位によっても波形が異なるということを十分理解する必要がある。動脈圧波形は収縮期に左室から大動脈へ血液が駆出され，その後の拡張期のこの1回拍出量が末梢動脈へ流出することによって生じる圧を反映している（図1）[1]。心電図のR波に続く収縮期部分は，圧の急激な上昇，ピーク，下降からなり，その時間は左室の収縮期駆出の時間である。動脈圧波形の下降部分にはディクロティックノッチを認める。心電図のT波の後の拡張期の間も下降して，拡張終期となる。ディクロティックノッ

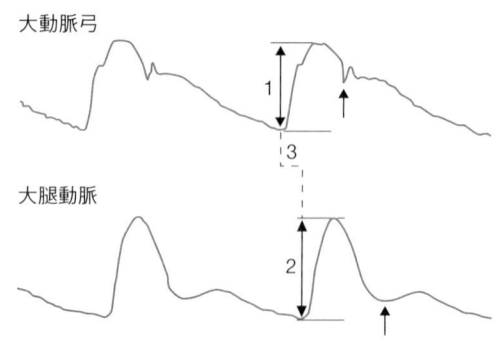

図2　動脈圧波形の遠位脈波増幅
大動脈弓での血圧と比較すると，より末端に位置する大腿動脈での圧波形は脈拍圧の幅が広く（1と2を比較），立ちあがりが遅く（3），重複切痕が遅く発現し，形状が明確ではなく（短い矢印を比較）拡張期波が明瞭となる．
〔Mark JB, Slaughter TF. 心臓血管モニタリング．Miller RD 編．武田純三監訳．ミラー麻酔科学（第6版）．東京：メディカルサイエンスインターナショナル；2007．p.997より引用〕

チは大動脈で記録される波形ではっきり確認できる．一方，末梢動脈の波形のノッチは大動脈弁が閉鎖するタイミングに近いだけで動脈壁の特性によるところが大きく，大動脈弁閉鎖後に緩やかな波形となって現れる．

　動脈圧波形を解釈するうえで重要なことの一つは，遠位部の脈拍が増幅されることである．異なる部位から同時に記録された圧波形は形が異なっている．これはインピーダンスと調波共振という血管特有の物理的特性の影響による(図2)[1]．大動脈から末梢に向かう際の圧波形は，末梢にいくに従い，動脈の狭小化，末梢血管の弾性組織の減少，反射波によって修飾される．動脈圧上昇の立ち上がりが急激になるほど，収縮期ピークは高くなり，ディクロティックノッチの出現は遅れ，拡張期波形はより明確になり，拡張終期圧は低くなる．以上より，大動脈に比べ末梢動脈の波形は収縮期血圧が高く，拡張期血圧は低く，脈圧の幅は広くなる．動脈圧波形の形態的特徴を詳細に評価することによって病態の把握が可能となる(表1, 図3)[1]．

2．大動脈内バルーンパンピング（IABP）との同期

　IABP の至適タイミングを決定するには，動脈圧波形を細かく分析する必要

病　態	特　徴
大動脈狭窄	小脈（狭い脈圧） 遅脈（立ち上がりの遅れ）
大動脈弁逆流	2拍動性パルス（ダブルピーク） 広い脈圧
肥大型心筋症	スパイクとドーム（収縮中期の閉塞）
左室収縮不全	交互脈（脈圧振幅の変動）
心タンポナーデ	奇脈（自発吸気中の収縮期血圧の異常低下）

表1　動脈血圧波形の異常
〔Mark JB, Slaughter TF. 心臓血管モニタリング. Miller RD 編. 武田純三監訳. ミラー麻酔科学（第6版）. 東京：メディカルサイエンスインターナショナル；2007. p.999 より引用〕

がある (図4) [1]。IABPの効果を十分に発揮するには，バルーンの膨張，収縮のタイミングが重要である。バルーンを膨張させるタイミングは大動脈弁の閉鎖の直後で，大動脈圧波形のディクロティックノッチに合うように調整する。これにより冠動脈血流を増加させる効果が最大になる。またバルーンの収縮を行うタイミングは左心室が収縮する直前であり，かつ心電図上のR波の直後に行う。これにより心臓の後負荷が低減する。IABPが正しく作動した場合，拡張期圧の上昇，収縮期圧の減少が認められる (図4) [1]。

3. トランスデューサーの特性（零点設定の方法を含む）

動脈圧測定を開始する前には，圧力トランスデューサーの零点設定，較正を行い，患者の中腋窩線上の胸部中線上に高さを合わせる必要がある。零点は，空気に接する三方活栓を操作してトランスデューサーを大気圧に開放し，モニターの零点ボタンを押して設定する。現在のトランスデューサーは，大気圧を零点にするようにされており，いかなる血管内圧も大気圧を零点として測定される。この零点合わせの作業が終了したのち，トランスデューサーの高さ（厳密には大気と接する圧感知部分）を患者の中腋窩線上の胸部中線上に合わせなければならない。仰臥位の患者では，この部位は容易に確認でき，左室の中心点での圧とほぼ一致することからこの部位が選択されている。零点基準レベルの正確な部位がすべての圧力測定にとって重要である (図5) [1]。

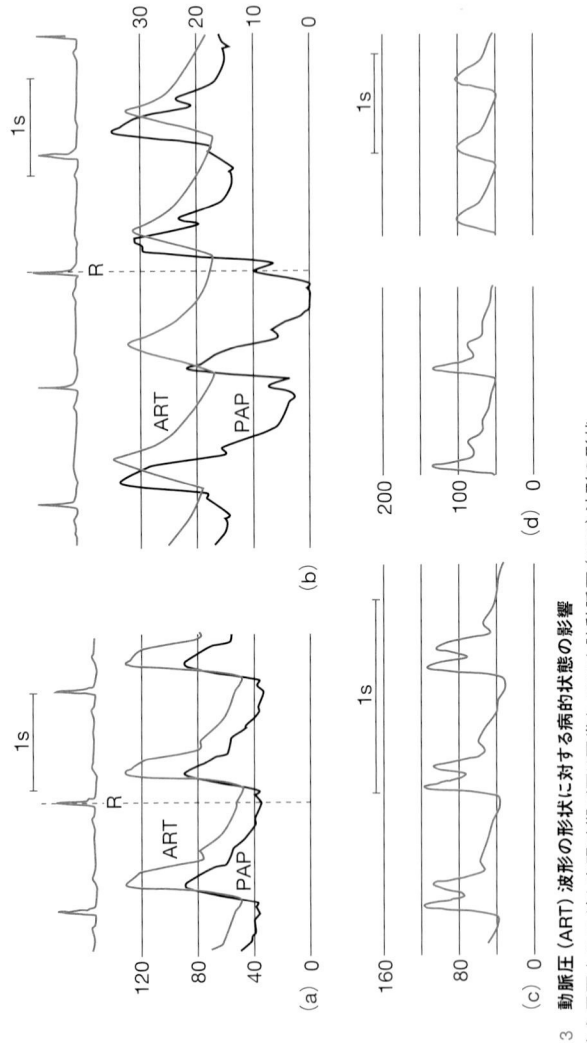

図3 **動脈圧（ART）波形の形状に対する病的状態の影響**
(a) 心電図上のR波と出現時期が同じ正常なARTと肺動脈圧（PAP）波形の形状．
(b) 大動脈弁狭窄の場合は，ART波形はゆがめられて，アップストローク（立ちあがり）が不鮮明で，収縮ピークの出現が遅れる．特に正常なPAP波形に比較すると，これらの異変がよく分かる．PAP波形における1拍ごとの呼吸の変動に注意する．
(a)と(b)では，ARTの目盛（スケール）が左側，PAPの目盛は右側にある．
(c) 大動脈弁逆流の場合は，2拍動性の脈拍（パルス）と広い脈圧が生じる．
(d) 肥大型心筋症患者の動脈圧波形は，特殊な"spike-and-dome"の形状を示す．この病態が外科的に修正された後は正波形が正常になる．
[Mark JB, Slaughter TF. 心臓血管モニタリング. Miller RD 編, 武田純三監訳. ミラー麻酔科学（第6版）. 東京：メディカルサイエンスインターナショナル；2007. p.999より引用]

152 モニタリング装置

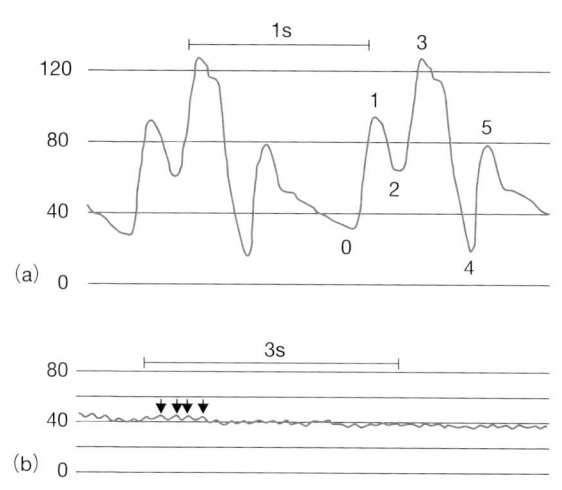

図4 **異常な動脈圧波形**

(a) 1：2のバルーンアシスト比率でのIABPにて動脈圧波形の特性が変化している．バルーンアシスト実施中2拍とバルーンアシストを実施していないとき2拍の心周期を合計4拍示す．

0：非アシスト時（バルーンアシストを実施していないとき）の拡張終期圧，1：非アシスト時の収縮期圧，2：重複切痕，3：アシストにて増加した拡張期圧，4：拡張終期もしくは収縮前のディップ（谷状の曲線），5：アシスト時の心室収縮期圧．

非アシスト時の拡張終期圧（0）よりも収縮前のディップ圧（4）のほうが低いこと，非アシスト時の収縮期圧のピーク（1）よりもアシスト時の収縮期圧のピーク（5）のほうが低いことから，大動脈内バルーンによって後負荷が有意に低下していることが分かる．

(b) 心肺バイパス中の動脈圧波形

バイパスのローラーポンプの機械的動作によって，血圧が一時的に若干変動している（矢印）．これらの拍動を測定することによって，バイパスポンプの流速を評価できる可能性がある．3秒間の間に19回の拍動が記録されている．この場合9.5 mmのチューブから構成されるポンプでの有効1回拍出量は27 mLである．ポンプ流速は，次のように算出することができる．

（3秒間に19回の拍動）×（2回拍動する間のポンプ回転数は1回）×（1回のポンプ回転で27 mL）×（60 s/min）＝5,130 mL/min

このように算出されたポンプ流速は，ポンプコンソールに表示される流速（すなわち5.2 L/min）に等しくなければならない．

〔Mark JB, Slaughter TF. 心臓血管モニタリング．Miller RD 編．武田純三監訳．ミラー麻酔科学（第6版）．東京：メディカルサイエンスインターナショナル；2007．p.1000より引用〕

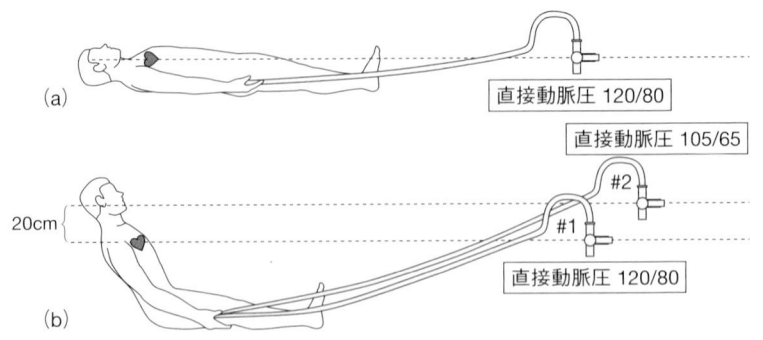

図5 圧トランスデューサーの高さの血圧の測定に与える影響
(a) 仰臥位の患者の場合は，トランスデューサーの高さが心臓でも脳でも動脈血圧（ART）の測定値は同じである．
(b) 坐位の患者では，心臓の高さにあるトランスデューサーから記録される血圧（#1）は変化しないが，脳の高さに調節されたトランスデューサーから記録した血圧（#2）は，それぞれのトランスデューサーの高さでの静水圧の違いと同じ分だけ低くなる（20 cmH$_2$O＝約15 mmHg）．
〔Mark JB, Slaughter TF. 心臓血管モニタリング. Miller RD 編. 武田純三監訳. ミラー麻酔科学（第6版）. 東京：メディカルサイエンスインターナショナル；2007．p.995 より引用〕

　動脈圧の直接測定ではカニュレーションした動脈からの圧波形がモニター上で正確に再現されなければならない．導出された電気信号は，動脈カテーテル，延長チューブ，三方活栓，トランスデューサーなどの影響を強く受ける．血圧モニタリングシステムは制動の少ない二次動的システムを用いているが，弾性，粘性，摩擦力の3つの物理的特性に基づいた物理的反応を応用している．これらの3つの特性によりシステムの周波数特性もしくは動作特性が決定される．これらは固有振動数（周波数）と制動係数によって特徴づけられている．
　動脈圧波形はフーリエ解析を用いることにより再現可能である．本来の圧波形を再現するためには振幅と周波数の異なる正弦波を合成する．圧波形は基本周波数と呼ばれる周期性の特徴があり，1秒間のサイクル数（拍/秒）またはヘルツ（Hz）で示される．60心拍/分であれば1拍/秒もしくは1 Hzである．動脈圧波形をモニタリングする場合，トランスデューサーを含めた圧力モニタリングシステムは入力信号の周波数に依存した応答を示すが，脈拍数が120拍/分（2 Hz）の患者で正確な動脈圧波形を再現するためには12－20 Hzの固有周

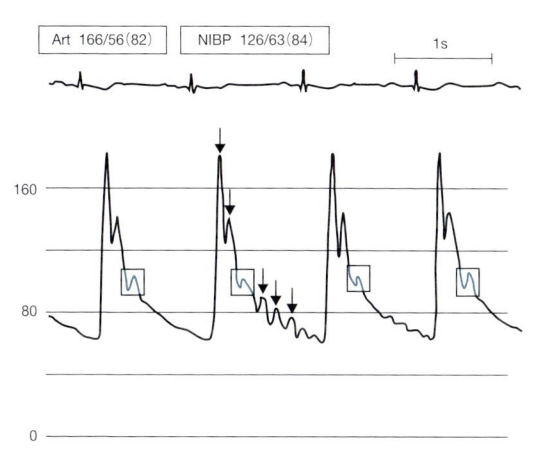

図6 不十分な制動の動脈圧波形
収縮期血圧オーバーシュートと追加の小さい，非生理的な圧力波（矢印）は，波形をゆがめるため，重複切痕（□）が識別しにくくなる．直接動脈血圧のデジタル表示（ART 166/56, 平均82 mmHg）と非侵襲的に測定された血圧の表示（NIBP 126/63, 平均84 mmHg）には圧測定値に違いがあるが，これは動脈圧波形が underdamp されていることが原因である．
〔Mark JB, Slaughter TF. 心臓血管モニタリング．Miller RD 編．武田純三監訳．ミラー麻酔科学（第6版）．東京：メディカルサイエンスインターナショナル；2007．p.991より引用〕

波数が必要とされる．より早い心拍数や急峻な収縮期血圧の立ち上がりを正確に再現するにはさらに大きな固有周波数が必要になる．圧力モニタリングシステムのもつ固有周波数が低すぎる場合は，圧波形の固有周波数に近似することになり，得られる圧波形は実際よりも高い動脈圧を示すことになる (図6)[1]．また固有周波数だけでなく，モニタリングシステムの制動係数も重要である．制動係数が低いと実際より高い収縮期血圧を示し，これとは逆に制動係数が高いと収縮期血圧は低く表現される (図7)[1]．図7から分かるとおり，圧力モニタリングシステムの固有周波数が高ければ，適切な動的応答を得られる制動係数の幅が広がるので，システムの動作特性は適正となると考えることができる．しかしながら大部分の圧力モニタリングシステムの動作特性には限界があるため，直接測定による収縮期動脈圧の数値はマンシェットの血圧よりも高くなることに注意が必要だが，これは日々の臨床で経験するところである．

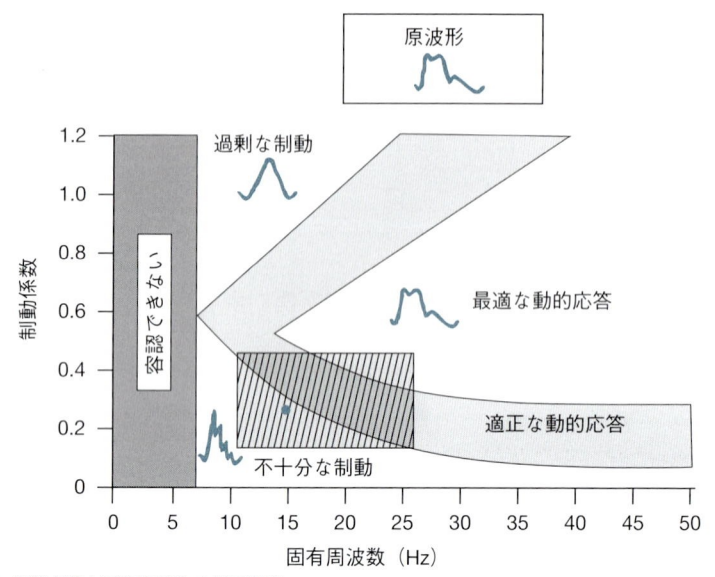

図7 制動係数と固有周波数の相互関係
これらの2つのシステムパラメータに従い，カテーテルチューブ，トランスデューサシステムは，5つの異なる動的応答範囲のうちの一つに入る．極めて難解な圧波形の場合はシステムの動的応答が最適レベルになっていないと正確に測定することはできないが，臨床現場でみられるたいていの圧波形であれば動的応答が適正レベルであれば正確な記録が可能である．制動が過剰もしくは不十分なシステムでは，技術的限界による特徴的なアーチファクトが引き起こされる．固有周波数が7Hz未満のシステムは，容認できない（技術的に正確な測定が無理である）とされている．斜交並行模様の入った長方形の部分は，制動係数の範囲と臨床圧力測定システムでよくみうけられる制動係数と固有周波数の範囲を示している．この四角の中の点は，Schwidが記録した30台のそのようなシステムの平均値である．
〔Mark JB, Slaughter TF. 心臓血管モニタリング．Miller RD 編．武田純三監訳．ミラー麻酔科学（第6版）．東京：メディカルサイエンスインターナショナル；2007．p.992 より引用〕

【文 献】

1) Mark JB, Slaughter TF. 心臓血管モニタリング．Miller RD 編．武田純三監訳　ミラー麻酔科学（第6版）．東京：メディカルサイエンスインターナショナル；2007．p.983-1000．
2) 杵淵嘉夫．福山東雄．観血的血圧測定．稲田英一編．麻酔科診療プラクティス　13. モニタリングのすべて．東京：文光堂；2004．p.80-5．
3) 金　徹．坂本篤裕．動脈穿刺／動脈圧測定．動脈カテーテル，術式別部位の選択と合併症．LiSA 2007；14：636-41．

（河原裕泰）

3: 経皮的動脈血酸素飽和度

はじめに

　経皮的動脈血酸素飽和度 (saturation of pulse oximeter oxygen：SpO_2) は，パルスオキシメータにより分光光度法の原理を用いて測定される[1]。SpO_2を非侵襲的に連続モニタリング可能なパルスオキシメータは，体温，脈拍数，呼吸数，血圧とともに5番目のバイタルサインともいわれる[2]。麻酔領域では1993年に日本麻酔科学会から出された「安全のためのモニター指針」において，酸素化のチェックのためには，皮膚，粘膜，血液などの看視とともにパルスオキシメータの装着が必須とされており[3]，麻酔科医は周術期の患者の酸素化状態をSpO_2で連続的に評価している。近年では酸素飽和度のみならず，プローブ装着部位から得られる情報から，さまざまな測定項目が得られる機器が開発されている。マシモ社が開発したMasimo Rainbow SET® Pulse CO-Oximetry（パルスCOオキシメトリ）はプローブ装着部の拍動部分と非拍動部分の比率からperfusion index（PI）を測定し，末梢血流の変化を連続的かつ経時的に測定することが可能である[4]。

1. SpO_2の測定原理

　パルスオキシメータは発光ダイオードから2種類の波長の光 (660 nmと940 nm) を出し，拍動する血管床を通過させて光検知器 (受光部) で受ける[1]。光は皮膚，軟部組織，静脈血，毛細管血，動脈血などを通過するが，拍動するのは動脈血のみである (図1)。図1の上の部分は拍動する動脈血による吸光を示す交流部分 (AC) であり，それ以下の直流部分 (DC) は組織，静脈血，毛細管血，拍動しない動脈血による吸光を示す。パルスオキシメータは，拍動によって吸光が大きくなること，拍動は動脈血によることを利用している。660 nmと940 nmのそれぞれの波長に対するAC部分とDC部分を測定し，次の式で表

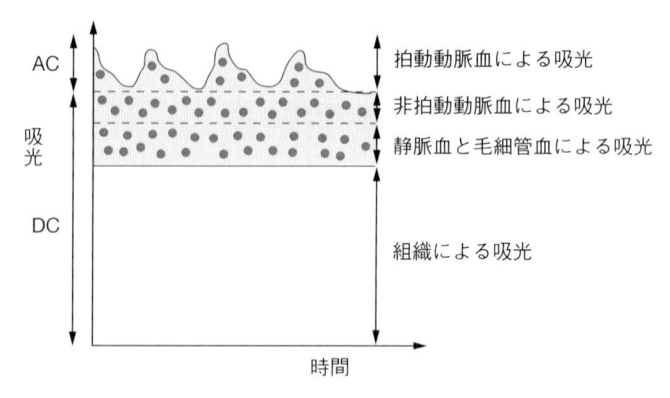

図1 パルスオキシメータの原理
AC：交流成分，DC：直流成分
(槇田浩史. パスルオキシメータ. 稲田英一編. 麻酔科診療プラクティス 13.モニタリングのすべて. 東京：文光堂；2004．p.118-22より引用)

されるRの値を計算する。

R ＝（AC 660/DC 660）/（AC 940/DC 940）

パルスオキシメータのマイクロプロセッサには健康ボランティアの研究から得られた経験的較正曲線が組み込まれており，患者で測定したRと較正曲線を比較してSp_{O_2}を表示している[1]。

パルスオキシメータに表示される値は設定にもよるが4-8秒前の測定値の平均値であり，平均化時間が短いと体動の影響を受けやすく，長いとリアルタイムのSp_{O_2}と若干のずれが生じる。体動時は平均化時間を自動的に延長することで数値の安定を図っている[5]。

2．Sp_{O_2}値からPa_{O_2}を推定

動脈血ガス分析で測定されるSa_{O_2} (saturation of arterial oxygen) は主に動脈血酸素分圧 (Pa_{O_2}) によって決まり，この2つの変数の関係を示すのが酸素ヘモグロビン解離曲線である(図2)。Sp_{O_2}とSa_{O_2}の相関は機器によってばらつきがあるが，臨床的に許容される精度はSa_{O_2}の±3％以内とされる。Sp_{O_2}が70％以下では精度は低下する。Sp_{O_2}値からPa_{O_2}を推測する目安としてSp_{O_2}

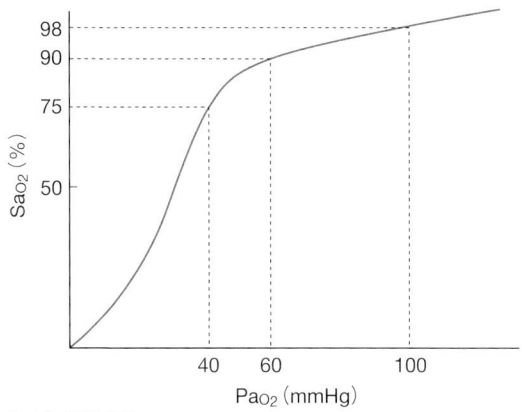

図2 酸素ヘモグロビン解離曲線
(阿野正樹．パスルオキシメータ．救急医学 2009；33：257-61 より引用)

値が75％，90％，98％のときに，Pa_{O_2}値がそれぞれ40 mmHg，60 mmHg，100 mmHgであることを知っておく[6]。よってSp_{O_2}値が75-80％を示しているときは重度の低酸素血症を呈していることを認識しなければならない。一方で酸素を投与されている患者においては，低換気になってもSp_{O_2}は低下しないため高二酸化炭素血症を見落とす危険性がある。

3. 表示されている波形について

表示波形は血管容積脈波（プレチスモグラフ）であり，これは測定部での血管容積の変化を表している。血管容積の増減と逆の関係となるため，通常これを上下逆転させて表示している[7]。プレチスモグラフは血圧変化に応じ受動的に変化するため血圧波形に似ているが，脈波の振幅に与える影響は血圧変動よりも血管自体の収縮のほうがはるかに大きい。あくまでも表しているのは圧ではなく容積の情報である。

波形は狭い画面に表示できるようスケール変更やフィルタ処理などの加工が施されているため，定性的な評価に用いることはできても定量的は評価に用いることは困難であったが，最近ではプレチスモグラフから振幅を示すAC/DC（％）やPIなどの変動によりこれをpleth variability index（PVI）として連

続表示する機種も登場した[7]。

　周術期において，一般的にパルスオキシメータをマルチモニターに接続してSpo_2を表示させていることが多いが，マルチモニターに表示されるSpo_2の波形は信号から描出された模造的なものであり，心停止の際にも数秒間Spo_2の脈波波形が表示され続けた例も報告されている[8]ので注意が必要である。

4. パルスオキシメータの値に影響を与える因子

　Spo_2の値は以下に述べるいくつかの因子に影響される。

a. 末梢低灌流

　血圧低下や低体温などのときは末梢血管が収縮し，脈派が微弱となり，指プローブでは確実に測定できないことがある。末梢低灌流の場合はプローブの装着部位を手指から耳朶，前額部へ変更する。特に前額部皮膚の血管は内頸動脈動脈から分岐する眼窩上動脈によって供給され，交感神経系支配をほとんど受けないため，交感神経緊張時や血管作動薬による血管収縮下でも脈拍の振幅が維持される[9]。プローブ装着部位と心臓との距離によってSpo_2の反応時間に差が生じ，四肢末梢では頭部より数十秒遅れるが，この遅れは末梢循環不全があるときにはさらに拡大し，数分間になる。したがってこのような状況下で迅速な低酸素血症の検出が必要な場合は前額部での測定が有用である。

　また，経皮的心肺補助（percutaneous cardiopulmonary support：PCPS）施行中の患者では自己心拍血流とPCPSの血流とが競合し，心機能の良し悪しによっておのおのの動脈のPao_2が異なっている[9]。例えば大腿動脈から送血されている場合心機能が良好であれば総頸動脈は自己心拍血流で灌流されているが，肺の酸素化能が低下している患者で心機能が良好だと，脳が虚血に曝されている危険性がある。よってPCPS施行時も前額部での測定が望ましい。ただしPCPSの流量が多い場合は，動脈の拍動成分が減少するため測定できないことがある。

b. 体　動

　ノイズとして最も頻回に検出されるのが体動によるものである。心拍数の変動幅に相当する 0.5-4 Hz の体動があると異常値を表示しやすくなる[5]。シバリングはその一例である。体動時には前述のように平均化時間を延長することで体動の影響を排除している。しかしこの場合，低酸素血症となっても Spo_2 の変化として現れるまでに時間を要することになるので注意しなければならない。

c. 脈波の変化

　重複切痕 (dicrotic notch) の増強や大動脈内バルーンパンピング (intraaortic balloon pumping：IABP) 作動時には，パルスオキシメータによる脈拍数の表示が心拍数の2倍の値となることがあるので注意する[5]。いずれも Spo_2 の値には影響しない。

d. 静脈圧

　静脈血のうっ滞があると，動脈の拍動が静脈循環にも伝播されやすくなるため，Spo_2 が低く表示されてしまう。三尖弁閉鎖不全症，右心不全で Spo_2 が過小評価されるのはこのためである。前額部プローブ使用中に頭低位にすると Spo_2 が低下するのも静脈圧の上昇が関係している[5]。

e. 装着不良

　プローブ装着不良は，発光ダイオードからの光が組織を透過せずに受光部に届くという光学的シャントを起こす。また発光ダイオードの光が指のごく末梢部分のみを透過すると，動静脈シャントの静脈部分が影響して Spo_2 が低く表示されるが，これをペナンブラ効果という[5]。

f. 異常ヘモグロビン

　Spo_2 に最も影響を及ぼす異常ヘモグロビンには，一酸化炭素ヘモグロビン

(COHb) とメトヘモグロビン (MetHb) がある。従来型のパルスオキシメータでは660 nm と940 nm の2種類の波長を用いているが，COHb は酸素化ヘモグロビン (O_2Hb) と同じ660 nm の光を吸光するため，パルスオキシメータでは COHb と O_2Hb を区別できない。そのため一酸化炭素中毒患者では Sp_{O_2} は実際の Sa_{O_2} よりも高く表示される[6]。MetHb は660 nm では還元ヘモグロビン (RHb) と同程度の吸光度を有する一方，940 nm では O_2Hb や RHb よりも高い吸光度を有しているため，MetHb の存在はパルスオキシメータによる O_2Hb と RHb の量をともに過大評価させることになる[5]。MetHb が10％以上に増加すると，赤色光／赤外光の拍動成分の比は1に近づくため，パルスオキシメータで表示される Sp_{O_2} は85％に収束する。例えば O_2Hb 45％，MetHb 26％という高度低酸素血症の状態であっても，Sp_{O_2} は85％と表示してしまう。健常な非喫煙成人であればこれらの異常ヘモグロビンはごくわずかにしか存在しないため，その存在は無視しうる[5]。

　Masimo Rainbow SET® Pulse CO-Oximetry では12波長の光と特殊な信号描出記述を利用し，一酸化炭素ヘモグロビン値 (SpCO)，メトヘモグロビン値 (SpMet)，全ヘモグロビン値 (SpHb)，酸素含有量 (SpOC) の測定も可能となった[10]。

g. 色素製剤

　静脈内投与された色素製剤は Sp_{O_2} の値に影響する。メチレンブルーでは Sp_{O_2} が実際より低い値となる。インドシアニングリーン，インジゴカルミンではより影響は小さい[1]。

h. マニキュア

　機種によっては黒，青，緑では低い値となる。赤，紫は影響しない[5]。プローブで指先を横方向から挟むことで解決する。

i. 外部光

　蛍光灯，無影灯，ファイバー機器などの外部光が，プローブの受光部に迷入する状況では Sp_{O_2} に影響する[5]。プローブには遮蔽機能が施されており，外部光を識別する機能が組み込まれているが，外部光の影響が除外できない場合には布などでプローブ装着部位を遮蔽する。

おわりに

　パルスオキシメータは簡便で非常に有用性の高いモニターであり，これらの注意点を十分理解したうえで Sp_{O_2} から低酸素血症を冷静に判断する必要がある。

【文　献】

1) 横田浩史．パルスオキシメータ．稲田英一編．麻酔科診療プラクティス 13．モニタリングのすべて．東京：文光堂；2004．p.118-22．
2) Neff TA. Routine oximetry. A fifth vital sign? Chest 1988；94：227．
3) 日本麻酔学会．安全な麻酔のためのモニター指針．麻酔 1993；42：943．
4) 水澤教子，鈴木利保．末梢血流指標としての Perfusion Index の有用性．臨床麻酔 2009；33：514-9．
5) 入田和男，高橋成輔．パルスオキシメータ 1．トラブルシューティング．LiSA 2005；12：712-22．
6) 阿野正樹．パルスオキシメータ．救急医学 2009；33：257-61．
7) 佐伯　昇，中村隆治，河本昌志．パルスオキシメータ．麻酔科レクチャー 2009；1：299-305．
8) Kuroda M, Kawamoto M, Yuge O. Undisrupted pulse wave on pulse oximeter display monitor at cardiac arrest in a surgical patient. Journal of Anesthesia 2005；19：164-6．
9) 中山雅康．パルスオキシメータ 2．PCPS 時の脳の酸素化評価．LiSA 2005；12：812-4．
10) 中西一浩．パルス CO オキシメトリによる非侵襲的ヘモグロビン（SpHb）測定と周術期貧血．臨床麻酔 2009；33：504-13．

　　　　　　　　　　　　　　　　　　　　　　　　　　　　（佐藤千代）

4: 経皮的動脈血ヘモグロビン濃度

はじめに

 ヘモグロビン濃度を瞬時に評価することによって，患者の酸素運搬能の情報を得ることの重要性は論を待たない。血液中には酸化ヘモグロビン(O_2Hb)，還元ヘモグロビン(HHb)，一酸化炭素ヘモグロビン(COHb)，メトヘモグロビン(MetHb)の四種類のヘモグロビンが存在し，これら四種類のヘモグロビン分画の合計が総ヘモグロビン(tHb)である。周術期や救急の現場での総ヘモグロビン(tHb)の測定が重要であることは言うまでもないが，この方法は観血的であった。パルスオキシメータのように非侵襲的，連続的にヘモグロビン分析を可能とするものが望まれていた。

 近年，マシモ社が開発したMasimo Rainbow SET® Pulse CO-Oximetry(パルスCOオキシメトリ)は非侵襲的，連続的ヘモグロビン分析を可能にすることが期待されている。

1. パルスCOオキシメトリヘモグロビン測定原理

 手術室や救急医療現場などで広く普及している動脈血酸素飽和度(Spo_2)は赤色光(R) 660 nmと赤外光(IR) 905 nmの二種類の波長を用いて測定しており，受光部におけるR/IR比率が1.0であるときSpo_2は82%を示す。トータルヘモグロビン測定法は同様の技法にて測定されるが，8波長以上という多波長を使用している。

 トータルヘモグロビン値測定は各種ヘモグロビンおよび血漿の吸光度の加重平均を計算することにより算出されている。またマシモテクノロジーにおいては，マシモSET技術と呼ばれる特殊技術によって順応型フィルターの能力をリアルタイムで生体モニタリングに応用し，検出した生理学的信号の「基準ノイズ」を正確に測定するので，動脈血酸素飽和度と脈拍数も直接測定するこ

とが可能である。吸光度の変化は，毛細血管床（指尖など）を通過する光が，拍動周期中に変化することによって得られ，透過光は光検知器（受光部）にて検知され，信号に変換される。受信された信号は増幅，ノイズの分離，信号抽出のプロセスを経て，コンピューターアルゴリズムによる数学的補正が行われ，モニターに表示される。しかし計算式は特殊な係数を用いた非常に複雑なものになる。

（実際のところ詳しい測定原理はマシモ社から公開されておらず，使用されている波長についても企業秘密になっているためこれ以上の説明は不可能である。）

2. パルス CO オキシメータの SpHb 値の精度

パルス CO オキシメータから得られる SpHb 値の測定誤差を直接的に同定する検査方法はない。しかし，CO-オキシメータから得られる健康成人の tHb 値と比較することにより，その正確度を検証することができる。Machnet ら[1]は 18 名の健康ボランティアと 30 名の待機手術患者で，パルス CO オキシメータ（Radiometer model ABL-735）の tHb 値を比較した。SpHb 値の範囲は 4.4 から 15.8 g/dL，SpHb 値と tHb 値の間の相関係数は 0.88，バイアスは 0.03 g/dL，精度は 1.12 g/dL であった(図1)。

3. 血液ガス分析器の CO-オキシメータの tHb 値の精度

CO-oximetry（CO オキシメトリ）は物理学的手段を用いて較正できないため，健康成人群を対象に国際標準法であるシアンメトヘモグロビン法に基づいて定量された結果を基準値として較正されている。実際，CO-oximetry によって測定された tHb 値もさまざまな条件下で変動することが知られている(表1)。5つの異なる CO-オキシメータ製造業者の同一機種 2 台から得られる tHb を比較した場合，平均標準偏差は 0.5 g/dL，機種別の標準偏差値の幅は 0.1–1.2 g/dL であった[2]。

生理的条件も測定 tHb に影響を与えることが知られている。腹臥位で採取

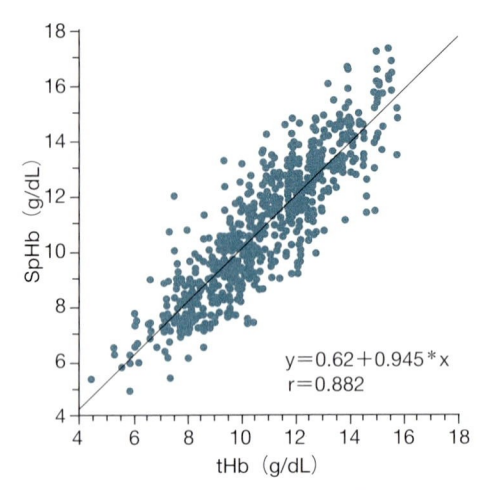

図1 Masimo Rainbow SET® Pulse CO-Oximetry の SpHb 値と CO オキシメータの tHb 値
(Machnet M, Norton S, Kimball-Jones P, et al. Continuous noninvasive measurement of hemoglobin via pulse CO-oximetry. Anesth Analg 2007;105:108 より改変引用)

CO-オキシメータ機器による違い	5つの異なる製造メーカーの同機種同士で，COオキシメータによるHb値を比較した場合 ・平均標準偏差は0.5g/dL（範囲0.1 to 1.2）[2]
Point-of-Care Devices	毛細管血液Hb値と検査室でのHb測定値を比較した場合 ・標準偏差は0.5-1.3g/dL[3]
生理的条件による違い	体位がHb値に与える影響（立位 vs 背臥位） ・背臥位で採取した血液検体のHb値は立位のそれよりも16.7%高い[4]. 血液検体の採取部位がHb値に与える影響（左手 vs 右手） ・差は0.5g/dLまで[5].

表1 ヘモグロビン値測定の変動性

した血液検体の tHb 値は立位のそれよりも 16.7% も高いという報告がある[3]。さらに左手と右手で採取した血液検体では，tHb 値の違いは 0.5 g/dL であったという報告もある[4]。

4. パルス CO オキシメータの SpHb 値と CO-オキシメータの tHb 値の差

パルス CO オキシメータの SpHb 値と CO-オキシメータの tHb 値の差は，実際のところどのようなものであろうか？マシモ社が FDA（食品医薬品局）に提出した研究結果を示す。tHb 値が 10 g/dL 以下の場合，SpHb 値と tHb 値の差が 1.0 g/dL 以内の割合は 80% であり，輸血を考慮しなければならない tHb 値が 8 g/dL 以下のデータは少ないと言わざるをえない。今後さらなる検証が必要であろう。

5. パルス CO オキシメータの臨床応用

臨床現場において，大量出血時に重要なことは，速やかに出血を制御し，出血およびその治療によって生じた病態に対処し，生じる可能性のある病態を回避することである。貧血のない患者 (Hb 値 > 9.0 g/dL) への輸血は術後死亡危険率を約 20 倍高めるという報告もある[5]。貧血のない患者では輸血を回避する方法を徹底するべきである。逐次変化する周術期患者の循環動態ならびに貧血度を連続的にモニタリングする必要がある。循環動態を連続的にモニタリングする機器は存在するが，貧血度を連続的にモニタリングする手段はなかった。Masimo Rainbow SET® Pulse CO-Oximetry はそれを実現する可能性がある。パルス CO オキシメータの特徴としては，①非侵襲的に，持続的に，迅速に Hb 値を測定する，②針刺し事故の危険性がない，③医療用廃棄物がない，④測定に特殊な手技やそれに伴う訓練を必要としない，⑤採血に伴う患者の不安度が低いなどが挙げられる。

パルス CO オキシメータによる計測で従来の tHb 測定時間を節減できるだけでなく，測定にかかわる麻酔科医，看護師，臨床工学技師，検査技師などの負担を軽減させることが期待できる。術中麻酔管理はめまぐるしく変わる循環

1)	ICU では貧血の有病率が高い． ICU の患者の95％は Hb 値が入室3日までに正常値以下になった．
2)	輸血患者数が多い（高い輸血率）． ICU に1週間以上滞在した患者の85％は輸血を受けていた．
3)	度重なる採血が貧血を引き起こす． ICU では毎日65 mL の採血が行われ，全入院期間をとおして平均762 mL の血液が喪失した．
4)	輸血を制限する戦略は輸血を制限しない戦略に比べ疾病率と致死率ともに低い．

表2　集中治療室（ICU）における貧血の特徴

動態に対応するため忙しいことが多く，煩雑な手間が省けることは有益である。

また集中治療室などでも活躍が期待できる。集中治療室における貧血の特徴を表2に示す。術後集中治療室における貧血の原因として術後出血，胃消化管出血，赤血球産生抑制，赤血球破壊亢進，採血による医原性血液喪失などさまざまである。

パルス CO オキシメータの SpHb のトレンドの変動から，医原性血液喪失を減らしつつ，術後潜在出血の早期発見と治療が可能になる可能性がある。

また救命救急の現場での可能性も秘めている。初療室でモニターをつけるだけで SpHb から患者の Hb レベルを測定でき，出血の有無を評価できる。さらに救急車に搭載することにより，事故，災害現場で Hb レベルを測定し，情報を逐次搬送先の病院に送ることにより，準備時間の短縮，輸血が必要であれば輸血準備時間の短縮などにもつながる可能性がある。

6. パルス CO オキシメータの限界

パルス CO オキシメータは SpHb 測定の分析基質として，毛細血管床の拍動成分の信号より演算されるため，拍動成分が十分でない低灌流状態においては十分な信号が得られない。つまり末梢循環不全を来す低血圧，ショック状態や心肺停止状態などでは測定不可能である。出血が予想される状態では末梢低灌流は頻回に起こるため低灌流状態での精度向上は必須である。今後の技術革新に期待したい。

【文 献】

1) Machnet M, Norton S, Kimball-Jones P, et al. Continuous noninvasive measurement of hemoglobin via pulse CO-oximetry. Anesth Analg 2007 ; 105 : 108.
2) Gethering H, Duembgen L, Peterlein M, et al. Hemoximetry as the "gold standard"? Error assessment based on differences among identical blood gas analyzer devices of five manufactures. Anesth Analg 2007 ; 105 : 24−30.
3) Shirreffs SM, Maugham RJ. The effect of posture change on blood volume, serum potassium and whole body electrical impedance. Eur J Appl Physiol Occup Physiol 1994 ; 69 : 461−3.
4) Morris SS, Ruel MT, Cohen RJ, et al. Precision, accuracy, and reliability of hemoglobin assessment with use of capillary blood. Am J Clin Nutr 1999 ; 69 : 1243−8.
5) Bursi F, Barbieri A, Politi L, et al. Perioperative red blood cell transfusion and outcome in stable patients after elective major vascular surgery. Eur J Vasc Endovasc Surg 2009 ; 37 : 311−8. EPub 2008 Dec 25.

〈杖下隆哉〉

5: 中心静脈血酸素飽和度

はじめに

　従来，血行動態モニターは，肺動脈カテーテルによる熱希釈法，連続熱希釈法による連続的心拍出量測定モニターおよび混合静脈血酸素飽和度モニターが用いられてきた。モニターの低侵襲化，さらに高性能，連続性が求められ，肺動脈カテーテルの侵襲の大きさから近年，中心静脈の酸素飽和度（central venous oxygen saturation：Scv_{O_2}）を測定できる中心静脈カテーテルのプリセップ中心静脈オキシメトリーカテーテル（エドワーズライフサイエンス社）（図1）や，動脈圧解析法による低侵襲心拍出量測定システムのフロートラックセンサー（エドワーズライフサイエンス社）（図2）が汎用されている。

1. 混合静脈血酸素飽和度

　混合静脈血酸素飽和度（mixed venous oxygen saturation：$S\bar{v}_{O_2}$）は，右心房に流入する血液の平均値である。右心房には3つの異なる酸素飽和度の血液が流入する（①上大静脈，②下大静脈，③冠状静脈洞）。上大静脈の酸素飽和度はおおよそ75％だが，腎静脈血の高い酸素飽和度のため下大静脈の酸素飽和度は5-7％高い。また冠状静脈洞の酸素飽和度は40-50％である。これら3つの血液の混合は不均一であり，肺動脈に達して均等に混和される[1]。

　この測定は，組織の酸素化障害を来す状況を察知するのに役立つ方法である。組織の酸素化は，動脈血の酸素化をみるだけでは呼吸機能の指標として十分ではない。動脈血酸素含有量が十分であっても，血流異常があれば必ずしも十分な組織の酸素化を意味しないからである。$S\bar{v}_{O_2}$は，肺動脈カテーテルから吸引した血液を間欠的に測定することでモニターでき，また光ファイバーを組み込んだ肺動脈カテーテルを使用すれば持続的にもモニターできる。後者は，入射光線を送り，反射光線を伝送する2つの光ファイバーをもつ。ヘモグロビ

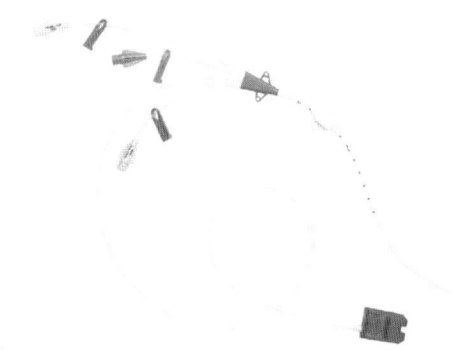

図1　プリセップ中心静脈オキシメトリーカテーテル
(エドワーズライフサイエンス社提供)

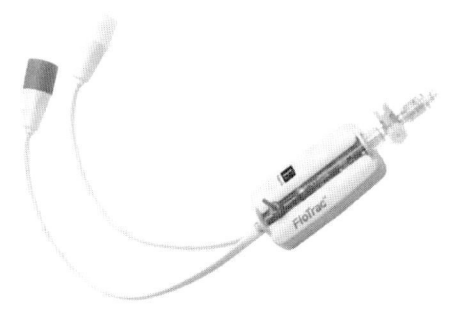

図2　フロートラックセンサー
(エドワーズライフサイエンス社提供)

ンの反射スペクトルが酸素化の度合いによって決まるという事実を利用して，装置により正確な計算がなされ，$S\bar{v}_{O_2}$値が持続的に表示される。

Fick式を変形すると，

$$S\bar{v}_{O_2} = Sa_{O_2} - V_{O_2}/1.36 \times Hb \times Q$$

〔Sa_{O_2}：動脈血酸素飽和度(%)，V_{O_2}：酸素消費量(mL O_2/min)，Q：心拍出量(L/min)，Hb：ヘモグロビン濃度(g/dL)〕

となり$S\bar{v}_{O_2}$は4つの因子によって変化し，酸素の供給と需要のバランスの指標となっている[2]。

2. 混合静脈血酸素飽和度（$S\bar{v}_{O_2}$）と中心静脈血酸素飽和度（Scv_{O_2}）

Reihart らは，重症患者について $S\bar{v}_{O_2}$ と Scv_{O_2} をモニターし測定値を比較した。Scv_{O_2} は $S\bar{v}_{O_2}$ より 7±4％高値であったが，良い相関を示したと報告がある[3]。

肺動脈カテーテルによる侵襲（感染症，血栓症など）の大きさから，以前ほど使用頻度が減少しており，$S\bar{v}_{O_2}$ のトレンドとして Scv_{O_2} モニターで酸素需給バランスの評価が可能である。

Scv_{O_2} は 2001 年に Rivers らが敗血症患者における早期目標指向療法（early goal-directed therapy）の一指標として用いられた[4]。

① CVP（中心静脈圧：central venous pressure）：8-12 mmHg
② MAP（平均血圧：mean arterial pressure）：
　65 mmHg ≦ MAP ≦ 90 mmHg
③ 尿量：≧ 0.5 mL/kg/hr
④ $S\bar{v}_{O_2}$ または Scv_{O_2} ≧ 70％

Surviving Sepsis Campaign 2008 では，Scv_{O_2} と $S\bar{v}_{O_2}$ は組織酸素代謝の指標として同等の価値をもち，よって Scv_{O_2} ≧ 70％，$S\bar{v}_{O_2}$ ≧ 65％とそれぞれに目標値を設定し，また間欠的も持続的測定も許容されるとした[5]。

Scv_{O_2}（$S\bar{v}_{O_2}$）の正常化を目指して，ショック時における組織酸素代謝異常を考慮した治療戦略が必要である。

3. フロートラック

フロートラックの特徴は，外部キャリブレーションを必要とせず，動脈圧ラインに接続することでモニター開始することができる。

フロートラックによる心拍出量 APCO（arterial pressure based-cardiac output）の算出方法は，動脈圧波形を 100 回/sec データポイントとして採取し，過去 20 秒間の標準偏差を計測する。この標準偏差に係数を乗じたものが 1 回心拍出量（stroke volume）となる。係数は身長，年齢，体重，性別より推定し

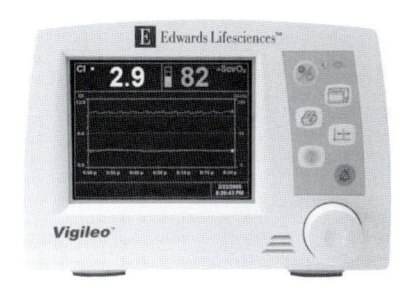

図3　ビジレオモニター
（エドワーズライフサイエンス社提供）

た大動脈コンプライアンスと統計処理された末梢血管抵抗により1分ごとに算出される。

　1回心拍出量（stroke volume）＝動脈圧標準偏差×係数
　APCO＝PR×動脈圧標準偏差×係数
　PR：脈拍数（beats/min）

＜実際の使用方法＞
ⅰ）ビジレオモニター（図3）に患者の年齢・性別・身長・体重（body surface area）を入力＝標準的な大血管コンプライアンス値が推定される。
ⅱ）フロートラックセンサーのラインを動脈カニューレにつなぎ，専用ケーブルでビジレオモニターに接続したのちにゼロ点調整すると動脈圧波形を感知し，データポイントの標準偏差と末梢抵抗の変化を測定する。
ⅲ）約40秒後にモニターにCOが表示され，以後は20秒間隔で連続的にCO値を更新する。

4. 1回拍出量変化量（SVV）（図4）

　1回拍出量変化量（stroke volume variation：SVV）とは1回拍出量（stroke volume：SV）の最大値と最小値の間にどのくらいの差があるかを示した割合（％）である。これはSVの呼吸性変動で，陽圧呼吸中の静脈還流の変化によ

173

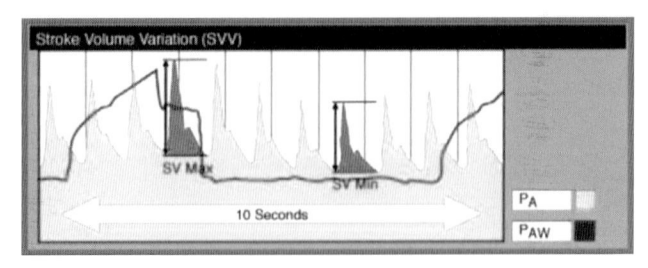

図4 **SVV**
SVの最大値と最小値差の割合(％)
(エドワーズライフサイエンス社提供)

る影響である。フロートラックではSVVをビジレオモニターに表示する。左心室の前負荷を見るための指標として，100％人工呼吸器に依存している患者に対して，SVVの値が10％を超えると，輸液に反応する可能性が高いという指標として用いられる。実際臨床では，SVVの値が15％以上ではっきりとhypovolumeの状態であり輸液や輸血が必要となる指標である。

【文　献】

1) John JW, Thomas MB. Diagnostic and interventional cardiac catheterization. In：Fawzy GE, editor. Cardiac Anesthesia. 2nd ed. Philadelphia：Lippincott Williams & Wilkins；2001. p.128-9.
2) Mark JB, Slaughter TF. 心血管モニタリング. Miller RD編. 武田純三監訳. ミラー麻酔科学(第6版). 東京：メディカルサイエンスインターナショナル；2007. p.983-1057.
3) Reinhart K, Kuhn HJ, Hartog C, et al. Continuous central venous and pulmonary artery oxygen saturation monitoring in the critically ill. Intensive Care Med 2004；30：1572-8.
4) Rivers E, Nguyen B, Havstad S, et al. Early goal-directed therapy in the treatment of severe sepsis and septic shock. N Engl J Med 2001；345：1368-77.
5) Dellinger RP, Levy MN, Carlet JM, et al. Surviving Sepsis Campaign：international guidelines for management of severe sepsis and septic shock. Crit Care Med 2008；36：296-327.

〔鈴木規仁〕

6: 肺動脈カテーテル

はじめに

　肺動脈カテーテル (pulmonary artery catheter：PAC) は, 右心系の圧 (肺動脈圧, 中心静脈圧) を連続的に測定し, かつバルーンを膨らませることによって肺毛細管楔入圧 (pulmonary capillary wedge pressure：PCWP) を測定し左室機能を反映できることから, 周術期や重症患者の循環系モニタリングとして使用されている。さらに連続心拍出量 (continuous cardiac output：CCO), 混合静脈血酸素飽和度 ($S\bar{v}_{O_2}$) の連続的測定や, ペーシングの機能をもった PAC も加わり, その有用性が高まっている。しかし近年になり, 重症手術症例や心不全, 急性呼吸窮迫症候群 (acute respiratory distress syndrome：ARDS) の患者において PAC の利用が予後を改善しないという報告がなされるようになった[1~3]。また, 経食道心エコー, 動脈カテーテルや中心静脈カテーテルといったより侵襲の少ないデバイスによって心拍出量測定や上大静脈血酸素飽和度測定が可能になってきている。挿入した PAC を存分に機能させるには, PAC の特徴を十分に理解すること, PAC が発する情報を医療従事者が十分に解する能力が必要となる。

1. 肺動脈カテーテル挿入時の圧波形

　PAC 挿入に伴い, 以下の圧波形が順番に出現する (図1)。

a. 右心房圧波形

　まず右心房圧 (中心静脈圧) 波形が出現する (図2, 表1)。右心房圧は右心室との間に狭窄のない場合, 右心室拡張期圧と等しい。

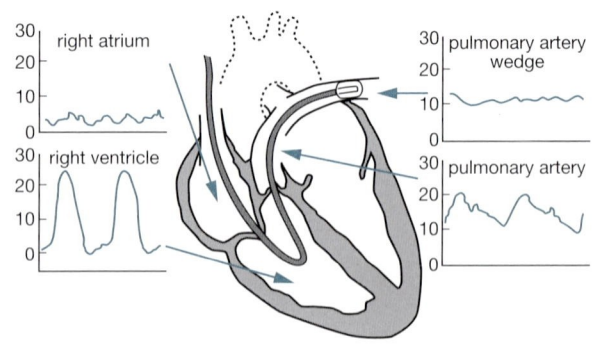

図1 肺動脈カテーテル挿入時に現れる圧波形
(Marino PL. Pulmonary artery catheter. The ICU Book. Philadelphia: Lea & Feliger; 1991. p.103 より改変引用)

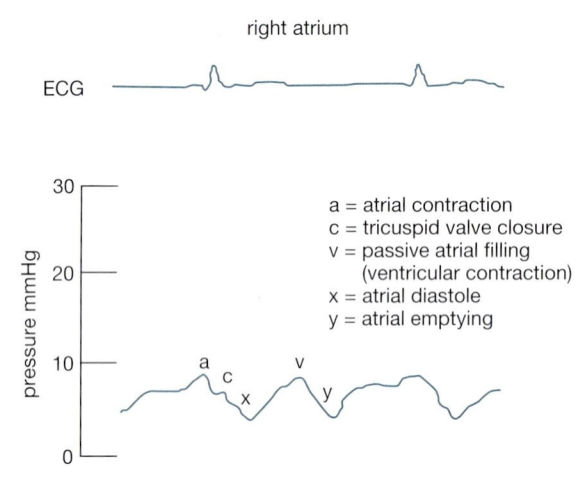

a = atrial contraction
c = tricuspid valve closure
v = passive atrial filling
 (ventricular contraction)
x = atrial diastole
y = atrial emptying

図2 右心房圧波形
(Gore JM, Alper JS, Benotti JR, et al. Handbook of hemodynamic monitoring, 1st ed. Boston: Little Brown & Co; 1985. Fig. 4 より改変引用)

a 波	心房収縮（右心室拡張終期）
c 波	等容性心室収縮，三尖弁閉鎖（右心房収縮初期）
v 波	心房の収縮期充満（右心室収縮終期）
x 下降	心房弛緩（右心室収縮中期）
y 下降	心房虚脱（右心室拡張期早期）

表1 右心房圧波形を構成する要素

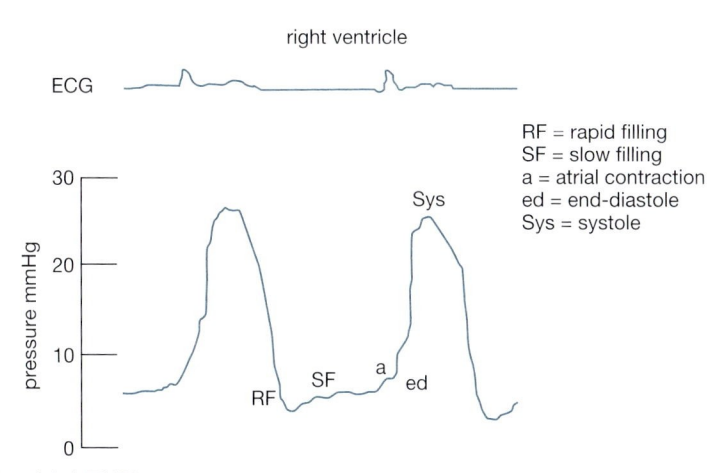

図3 右心室圧波形
（Gore JM, Alper JS, Benotti JR, et al. Handbook of hemodynamic monitoring, 1st ed. Boston : Little Brown & Co ; 1985. Fig. 8より改変引用）

b. 右心室圧波形

　PACが三尖弁を通過し右心室へ到達すると，収縮期圧と拡張期圧が出現する。ここでは不整脈を誘発するおそれがあるため，注意深くモニターを観察する。右心室拡張期は早期急速充満期と緩徐充満期，心房収縮期からなる（図3）。右心室収縮期圧は肺高血圧，肺動脈弁狭窄や肺塞栓症で上昇する。また，右心室拡張終期圧は右心室虚血，梗塞，収縮性心膜炎，心タンポナーデなどで上昇する。

c. 肺動脈圧波形

　肺動脈に到達すると，収縮期圧はそのままで拡張期圧が上昇する。肺動脈

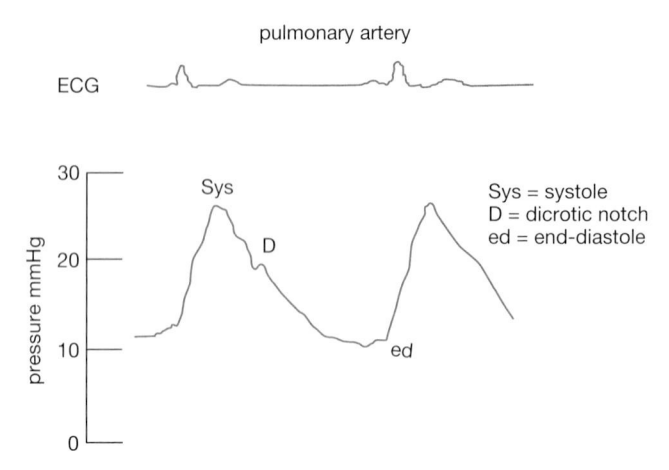

図4 肺動脈圧波形
(Gore JM, Alper JS, Benotti JR, et al. Handbook of hemodynamic monitoring, 1st ed. Boston：Little Brown & Co；1985. Fig.9より改変引用)

圧波形は，収縮期圧，拡張期圧と肺動脈弁の閉鎖を示す dicrotic notch からなる(図4)。肺動脈圧は，容量過剰負荷または肺血管抵抗が上昇する病態(左心不全，僧帽弁疾患，肺塞栓，肺血管収縮を伴う低酸素症，肺高血圧，左右シャントなど)において高くなる。

d. 肺毛細管楔入圧波形

　PAC をさらに末梢の肺動脈へ進めると，カテーテル先端のバルーンが肺動脈を閉塞しバルーン先端から左房までの血流が途絶された状態となり(図5)，拍動性の波形が消失する。このときの圧が PCWP であり，左房圧と等しい(図6, 表2, 3)。さらに左房と左室の間に狭窄がない場合は，左室拡張終期圧(left ventricular end diastolic pressure：LVEDP)と等しくなる。いったん PCWP が現れることが確認されたら，バルーンを萎ませて再び肺動脈圧が出現することを確認しておく。PCWP は，左心室充満の抵抗が生じる病態(僧帽弁狭窄症，左心室収縮不全，左心室拡張障害，左心室容量過剰負荷，左心室コンプライアンス低下を伴う心筋虚血または梗塞など)において高くなる。

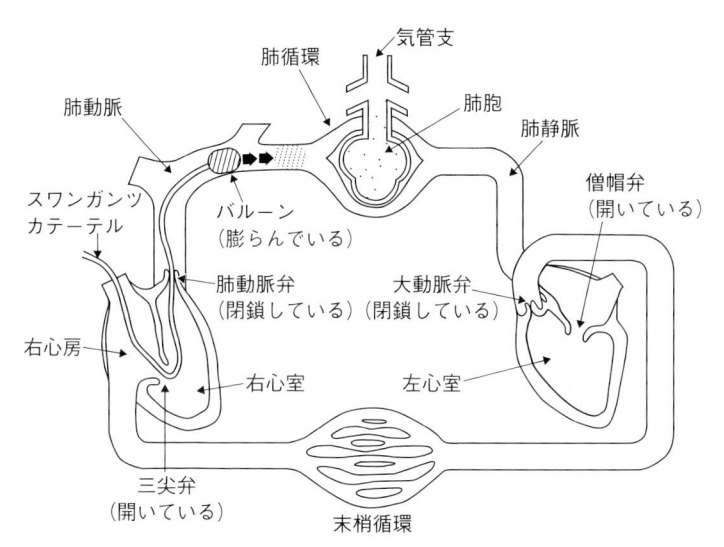

図5　肺動脈楔入圧測定
（エドワーズライフサイエンス社提供）

2. 肺毛細管楔入圧（PCWP）測定値解釈の注意点

a. 体位，呼吸条件など

　PCWPの測定は体位や呼吸条件の影響を受けるため，仰臥位で呼気終末に測定する。呼吸終末陽圧（positive end-expiratory pressure：PEEP）が設定されている場合は，いったんPEEPをはずすかPEEPの分を差し引いた値を測定する。

b. 左心室の拡張終期容量と拡張終期圧

　PCWPは，左心室のコンプライアンスが正常なとき，左室前負荷の正確な指標となる。左室の前負荷は拡張終期容量で示されるが，PCWPは拡張終期圧の測定であり，心室コンプライアンスが異常のとき，拡張終期圧は前負荷を正確に反映しない。心室コンプライアンスを低下させる原因として，心筋虚血，肥大，浮腫，肺血管抵抗の上昇，心タンポナーデなどが挙げられる。

```
                pulmonary artery wedge
        ECG    ─┬─         ─┬─         ─┬─
```

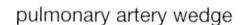

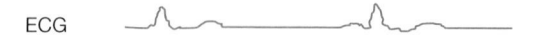

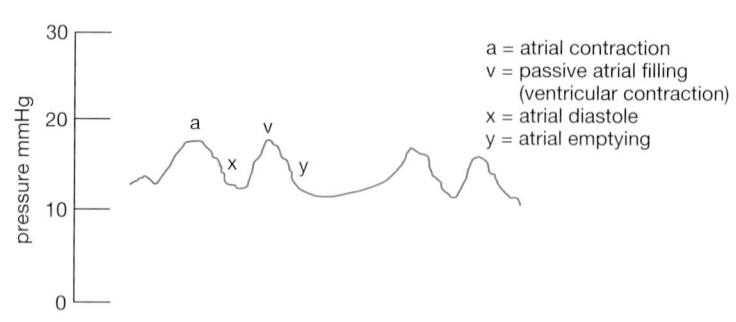

図6 肺動脈楔入圧波形

a = atrial contraction
v = passive atrial filling
    (ventricular contraction)
x = atrial diastole
y = atrial emptying

(Gore JM, Alper JS, Benotti JR, et al. Handbook of hemodynamic monitoring, 1st ed. Boston：Little Brown & Co；1985. Fig.10より改変引用)

a 波	心房収縮
v 波	心室の収縮と心房拡張期における心房充満
x 下降	心房の拡張
y 下降	心室拡張に伴う心房の虚脱

表2 肺動脈楔入圧を構成する要素

中心静脈圧（CVP）	1-6mmHg
肺動脈楔入圧（PCWP）	6-12mmHg
心係数（CI）	2.4-4.0L/min/m^2
1回拍出係数（SVI）	40-70mL/回/m^2
左室拍出仕事係数（LVSWI）	40-60g/m^2
右室拍出仕事係数（RVSWI）	4-8g/m^2
右室駆出率（RVEF）	46-50％
右室拡張終期容量（RVEDV）	80-150mL/m^2
体血管抵抗係数（SVRI）	1600-2400 dyne・sec・m^2/cm^5
肺血管抵抗係数（PVRI）	200-400 dyne・sec・m^2/cm^5

表3 肺動脈カテーテルが測定する血行動態パラメータ

(Marino PL. Pulmonary artery catheter. ICU book. 3rd ed. Philadelphia：Lippincott Williams & Wilkins；2007. p.146より引用)

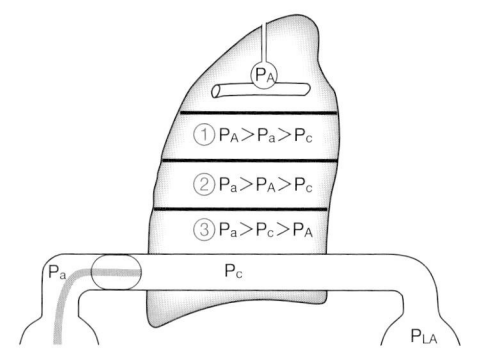

図7 West の zone 分類
(West JB, Dolley CT, Naimark A. Distribution of blood flow in isolated lung ; relation to vascular and alveolar pressures. J Appl Physiol 1964 ; 19 : 713-24 より改変引用)

c. PCWP と左室拡張終期圧

　PCWP は左心房の充満圧を反映するものであるから，正確に測定するには PAC と左心室の間に閉塞するものが何もないことが条件である．僧帽弁疾患，左房粘液腫などは，PAC 先端と左室の間に妨げをつくり，PCWP は左室拡張終期圧より高くなる．肺疾患や呼吸不全のある場合も，低酸素によって肺血管の収縮が起こるため，PCWP は左室拡張終期圧をうわまわることがある．逆に左室コンプライアンスが非常に低下し左室拡張終期圧が 25 mmHg 以上になっている例では，拡張期圧が急激に上昇して僧帽弁が早期に閉鎖するため，PCWP が左室拡張終期圧より低く測定される．また，大動脈弁閉鎖不全症では，逆流した血液が左室を満たし，早期に僧帽弁を閉鎖するため，PCWP が左室拡張終期圧より低くなる．

d. Lung zone

　肺は P_A（肺胞内圧），P_a（平均肺動脈圧），P_c（PCWP）の関係によって zone 1（$P_A > P_a > P_c$），zone 2（$P_a > P_A > P_c$），zone 3（$P_a > P_c > P_A$）の3つの生理学的領域に分けられる（図7）[4]．PCWP が正確に測定できるのは zone 3 においてのみである．ここでは P_c が周囲の P_A より高く，すべての肺

毛細血管が開いているため，Pcの測定がP_Aによって阻害されない。PCWPの著明な呼吸性変動や，PEEPに大きく影響を受ける場合は，zone 3でないことを示唆する所見である。

3. 心血管系機能のパラメータ

PACは，多くの血行動態のパラメータを測定あるいは算出することができる(表3)。

a. 心係数(CI)

熱希釈法によって，心拍出量 (cardiac output：CO) が測定される。心係数 (cardiac index：CI) は，体格の差を除外して比較するため，体表面積 (body surface area：BSA) で除する。

CI = CO/BSA

b. 1回心拍出係数(SVI)

心室が1回に駆出する血液量を1回拍出量 (stroke volume：SV) といい，1回心拍出係数 (stroke volume index：SVI) は，CIを心拍数 (heart rate：HR) で除することで得られる。これも体格の影響を考慮して，BSAで除する。

SVI = CO/HR/BSA　つまり　CI/HR

c. 体血管抵抗係数(SVRI)

体血管抵抗係数 (systemic vascular resistance index：SVRI) は体循環の血管抵抗であり，大動脈から右房までの圧勾配に比例し，血流（心係数）と反比例する。換算係数の80を用いる。

SVRI = (MAP − RAP) × 80/CI

d. 肺血管抵抗係数(PVRI)

肺血管抵抗係数 (pulmonary vascular resistance index：PVRI) は肺動脈か

ら左房にいたる圧勾配に比例し，血流（心係数）に反比例する．SVRIと同様に換算係数の80を用いる．

PVRI ＝（PAP − PCWP）× 80/CI

4. 酸素輸送に関するパラメータ

PACは血行動態だけでなく，混合静脈酸素飽和度（$S\bar{v}_{O_2}$）を測定することができる．$S\bar{v}_{O_2}$の低下は組織酸素需給バランスの異常を示す指標の一つであるが，その値を解釈するには，酸素運搬・消費にかかわるパラメータを理解している必要がある．各パラメータの式のくわしい成り立ちについては成書を参照されたい．

a. 酸素運搬量

D_{O_2}は1分間に組織に供給される酸素の量で，心拍出量（CO）と酸素含量（CtO_2）から成り立っている．

酸素運搬量 D_{O_2} ＝ CO × CtO_2

酸素含量は，血液中（動脈および静脈）を運ばれる酸素の量で，以下の式で示される．

酸素含量 CtO_2 ＝（1.34 × Hb × SO_2）＋（0.0031 × PO_2）

Hbはヘモグロビン濃度（g/dL），SO_2は酸素飽和度（O_2Hb/total Hb），PO_2は酸素分圧（mmHg），1.34はヘモグロビン結合能（Hb 1 gあたりの酸素結合能．文献あるいは算出方法により1.34から1.39まで幅がある），0.0031は溶解度係数（mL/dL/mmHg）である．よって，

動脈血酸素含量 Ca_{O_2} ＝（1.34 × Hb × Sa_{O_2}）＋ (0.0031 × Pa_{O_2})
静脈血酸素含量 $C\bar{v}_{O_2}$ ＝（1.34 × Hb × $S\bar{v}_{O_2}$）＋ (0.0031 × $P\bar{v}_{O_2}$)
下線部分は値が非常に小さいため，以下省略する．

b. 酸素消費量

組織によって使われる酸素の量で，この値を直接測定することはできない

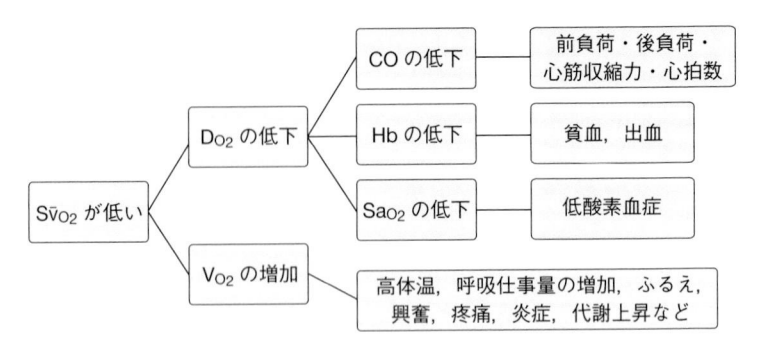

図8 $S\bar{v}_{O_2}$が低いときどんなことを考えるか

が，動脈側に供給される酸素の量と静脈側の量とを比較することで評価する．

V_{O_2}＝動脈血酸素運搬量－静脈血酸素運搬量

$= (CO \times CaO_2) - (CO \times C\bar{v}_{O_2})$

$= CO(CaO_2 - C\bar{v}_{O_2}) = CO \times 1.34 \times Hb(Sa_{O_2} - S\bar{v}_{O_2})$

上記の式を変形すると，

$S\bar{v}_{O_2} = Sa_{O_2} - (V_{O_2}/CO \times 1.34 \times Hb)$

$= Sa_{O_2} - (V_{O_2}/D_{O_2})$

となり，酸素化が十分な状況では$S\bar{v}_{O_2}$を決める要素がD_{O_2}とV_{O_2}であることが分かる．

つまり，$S\bar{v}_{O_2}$が低下したとき，それは酸素の供給の低下（D_{O_2}低下），あるいは需要の増加（V_{O_2}増加）を示すものであり，D_{O_2}を構成する各要素とV_{O_2}を上昇させる要因がないかチェックする（図8）．術中は麻酔下であるので，おもにD_{O_2}の低下が原因であることが多く考えられる．

5. 循環補助作動時の肺動脈カテーテルの役割

大動脈内バルーンパンピング（intraaorticballoon pumping：IABP）や経皮的心肺補助（percutaneous cardiopulmonary support：PCPS）などの循環補助作動時において，PACによるモニタリングはどのような有用性があるだろうか．IABPを挿入した場合，diastolic augmentationによって冠動脈血流が増

加し，systolic unloading によって後負荷が減少するため，循環動態の改善によって心拍出量増加，PCWP 低下，PAP 低下，$S\bar{v}_{O_2}$ 上昇という変化が予測される。PCPS は循環ポンプによって静脈血を脱血し，人工肺を通し酸素化された血液を動脈に返血する装置であり，その流量と酸素化の程度によって PAC のデータは変化しうる。PCPS の流量が十分である場合，脱血によって肺循環に流れる血液は著しく減少しているため，PCWP は 0 に近い値となる。大腿動脈送血の場合，自己心の拍出量と補助流量の関係によっては，冠動脈や弓部分枝は自己心からの血液で灌流される可能性があり，自己肺機能が悪い場合は心臓や脳は低酸素血に曝されうる。局所脳酸素飽和度（regional cerebral oxygen saturation：rS_{O_2}）は $S\bar{v}_{O_2}$ と有意に関連するというデータがあり[5]，$S\bar{v}_{O_2}$ のモニタリングは脳虚血予防の一策となるであろう。

6. さまざまな病態における肺動脈カテーテルの適用

PAC が測定するパラメータを組み合わせることにより，患者の病態を把握し，治療方針に役立てることができる。以下にいくつか例を挙げる。実際の臨床においては，PAC の発する情報はあくまで参考値であり，患者に触れ，症状，所見や経過をもとに診断をすることが大切である。

a. 低血圧

低血圧にはさまざまな原因が考えられ，PAC による測定値がその鑑別に役立つ。MAP は心係数（CI）と SVRI の関数である（MAP ＝ CI × SVRI）。そして，心拍出量は静脈還流に依存している。CVP を静脈還流の指標として使用するし，3 つの変数で低血圧の要因を説明することができる。3 種類の代表的な低血圧は表 4 のようになる[6]。

b. 急性心筋梗塞（AMI）

Forrester 分類は，PAC による測定値を用いて心筋梗塞の病態を 4 つに分類し，治療方針を決めている[7]（図 9）。この分類はもともと急性心筋梗塞（acute

	循環血漿量減少性	心原性	血管性
	低 CVP	高 CVP	低 CVP
	低 CI	低 CI	高 CI
	高 SVRI	高 SVRI	低 SVRI

表4　3種類の古典的低血圧

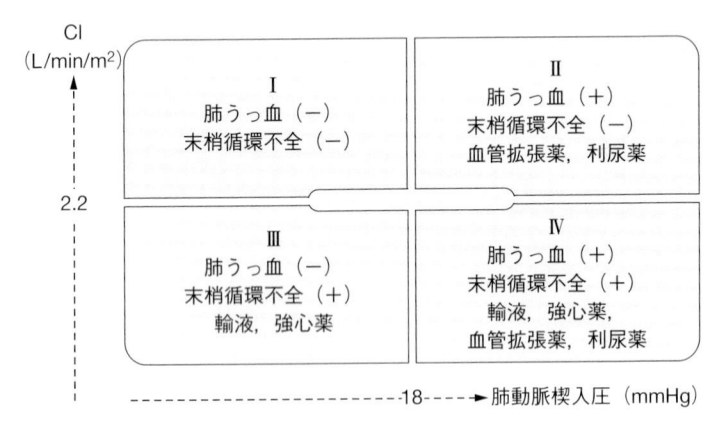

```
CI
(L/min/m²)

        │    Ⅰ                    │    Ⅱ
        │  肺うっ血（−）          │  肺うっ血（＋）
        │  末梢循環不全（−）      │  末梢循環不全（−）
        │                         │  血管拡張薬，利尿薬
   2.2  │─────────────────────────┼─────────────────────────
        │    Ⅲ                    │    Ⅳ
        │  肺うっ血（−）          │  肺うっ血（＋）
        │  末梢循環不全（＋）      │  末梢循環不全（＋）
        │  輸液，強心薬            │  輸液，強心薬，
        │                         │  血管拡張薬，利尿薬
        └─────────────────18──────→ 肺動脈楔入圧（mmHg）
```

図9　Forrester 分類

myocardial infarction：AMI）に対して作られたが，それ以外の疾患においても応用されている。

AMI の主な合併症である急性僧帽弁閉鎖不全症（mitral regurgitation：MR）と急性心室中隔穿孔（ventricular septal perforation：VSP）は，両者とも心拍出量が低下するが，PAC による測定が鑑別・治療効果の評価に役立つ。

MR では，逆流によって生じる PCWP の大きな v 波が特徴である（図10）。MR の治療として後負荷を減少させる血管拡張薬が投与された場合，逆流が少なくなり，v 波の高さも減少する（図11）。

VSP では，血液が左室から右室へシャントされ，心拍出量が低下することがある。この動脈血のシャントが右室および肺動脈での酸素飽和度を上昇させるため，$S\bar{v}_{O_2}$ 測定が VSP の診断の助けとなる。重度の VSP では左室の血液量増大から左房充満期圧を上昇させ，PCWP に大きな v 波を認めることがあ

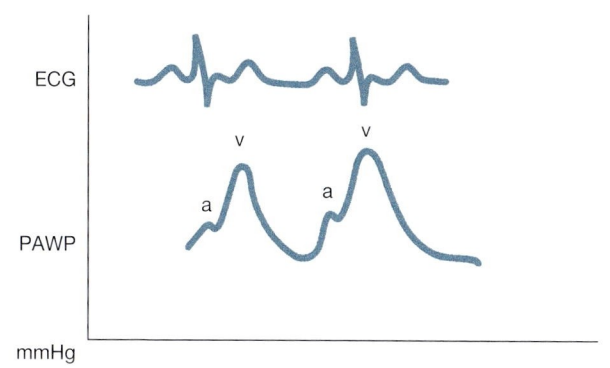

図10 急性僧帽弁閉鎖不全症（血管拡張薬投与前）
（エドワーズライフサイエンス社提供）

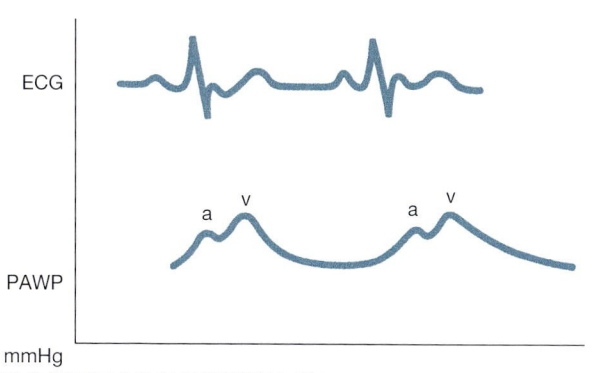

図11 急性僧帽弁閉鎖不全症（血管拡張薬投与後）
（エドワーズライフサイエンス社提供）

る。MRではv波はa波の近くに現れるが，VSPでは正常な位置に現れる（図12）。

c. 心タンポナーデと収縮性心膜炎

両者とも同じような拡張期圧上昇が認められるが，圧波形を比較することで鑑別できる。心タンポナーデでは，拡張期が高くなるため，典型的にPCWP波形のy下降部が消失するが，収縮性心膜炎では拡張期の充満が急速に起こるため，y下降部が強調される（図13, 14）。

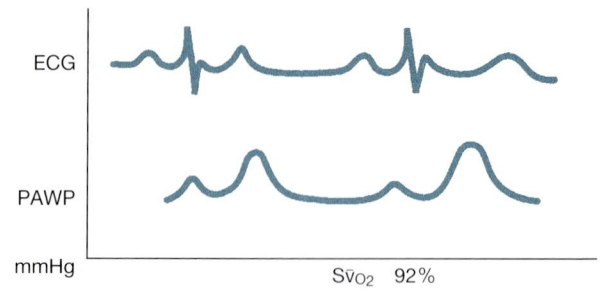

図12 心室中隔穿孔
（エドワーズライフサイエンス社提供）

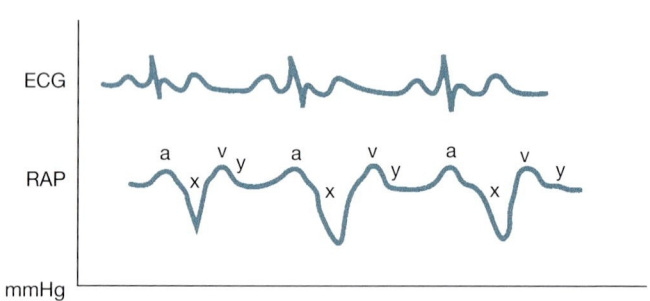

図13 心タンポナーデ
（エドワーズライフサイエンス社提供）

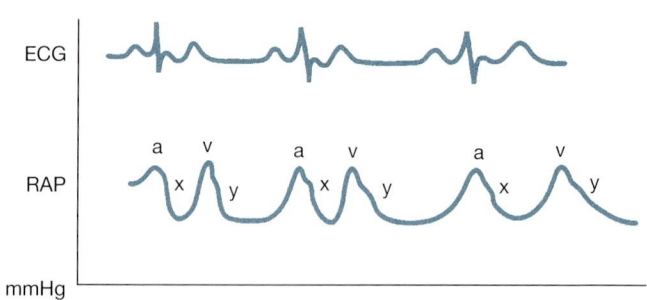

図14 収縮性心膜炎
（エドワーズライフサイエンス社提供）

7. 肺動脈カテーテルの合併症

　PACの合併症は，①挿入時の操作によるものと，②一定期間使用することによって起こるものに分けられる。①には出血，血腫，不整脈，血管・弁の損傷，心タンポナーデ，knotting（結び目を形成すること）などがある。一般的な中心静脈穿刺における注意のほか，挿入時にバルーンをきちんと膨らませることが対策となる。また，完全左脚ブロックの患者では，挿入時に完全右脚ブロックを起こすことで完全房室ブロックとなるおそれがあり，ペースメーカの準備が望ましい。②には血栓形成，カテーテル感染，肺血管損傷（肺動脈破裂，肺梗塞，仮性肺動脈瘤）などがある。カテーテル先端圧を常にモニタリングし，カテーテルが末梢まで行きすぎないようにすること，バルーンを膨張させるときには細心の注意をはらうことが肝要である。最も重症な合併症は肺動脈破裂であるが，肺高血圧のある高齢者でリスクが高くなること，低体温の手術時などでカテーテルが硬くなった場合に起こりやすいことを念頭におき，こうした症例では無理にPCWPを測定せず，肺動脈拡張期圧で代用することも一策である。

【文　献】
1) ARDS clinical trials network. Pulmonary-artery versus central venous catheter to guide treatment of acute lung injury. N Engl J Med 2006；354：2213-24.
2) The ESCAPE investigators and ESCAPE study coordinators. Evaluation study of congestive heart failure and pulmonary artery catheterization effectiveness. JAMA 2005；294：1625-33.
3) Sandham JD, Hull RD, Brant RF, et al. A randomized, controlled trial of the use of pulmonary-artery catheters in high-risk surgical patients. N Engl J Med 2003；348：5-14.
4) West JB, Dolley CT, Naimark A. Distribution of blood flow in isolated lung : relation to vascular and alveolar pressures. J Appl Physiol 1964；19：713-24.
5) Ninomiya J, Hosaka H, et al. Study of regional cerebral oxygen saturation during percutaneous cardiopulmonary support. Artifi Organs 1997；21：852-5.
6) Marino PL. ICU book. 3rd ed. Philadelphia：Lippincott Williams & Wilkins；2007.
7) Forrester JS, Diamond G, Chatterjee K, et al. Medical therapy of acute myocardial infarction by application of hemodynamic subsets. N Engl J Med 1976；295：1356-62, 1404-13.

　　　　　　　　　　　　　　　　　　　　　　　　　　　　（古市結富子）

7: 経食道心エコー

はじめに

　周術期の循環管理，特に心臓手術時においては麻酔科とMEの連携は重要である。現在経食道心エコー法（transesophageal echocardiography：TEE）は心臓手術に欠かせないモニタリングとなっているが，本項では麻酔科とMEの連携に有用と考えられるTEEの役割について述べる。

1. 大動脈内バルーンパンピング（IABP）の先端位置の確認

　人工心肺離脱時などの際，重症な左心機能不全に対し，大動脈内バルーンパンピング（intraaortic balloon pumping：IABP）は循環補助装置としてしばしば用いられる。挿入の際，カテーテル先端が頭側過ぎれば大動脈弓部を損傷する危険性があり，尾側過ぎれば十分な大動脈拡張期圧の上昇（diastolic augmentation）が得られなかったり，腎血流を妨げる可能性もある。TEEの使用により，適切なカテーテル先端位置の確認を視覚的に行うことができる。

　図1は適切な先端位置を図示したもので，画像はAからDそれぞれのレベルでの大動脈短軸像である。カテーテル先端は左鎖骨下王脈起始部より3-4cmの位置にあるのが適切とされる。胸部下行大動脈の短軸像は，中部食道四腔断面のレベルでプローブを半時計回りに回転させると得られる。このレベルではカテーテルのチャンバー部分が見える（図1A）。収縮時はサイドローブを伴った点状の強エコーとして（図1A左），拡張時は大動脈内腔を満たす散乱したエコーとして（図1A右）観察される。プローブを引き抜いてくるとカテーテルのシャフト部分がサイドローブを伴った点状の強エコーとして見えてくる（図1B）。さらに引き抜くとカテーテル先端よりも中枢側の下行大同動脈短軸像（図1C）から大動脈弓部の長軸像（図1D）へと移行する。これらの画像からカテーテル先端の位置を確認し，駆動した後はバルーンの拡張不全やカテーテルの屈曲

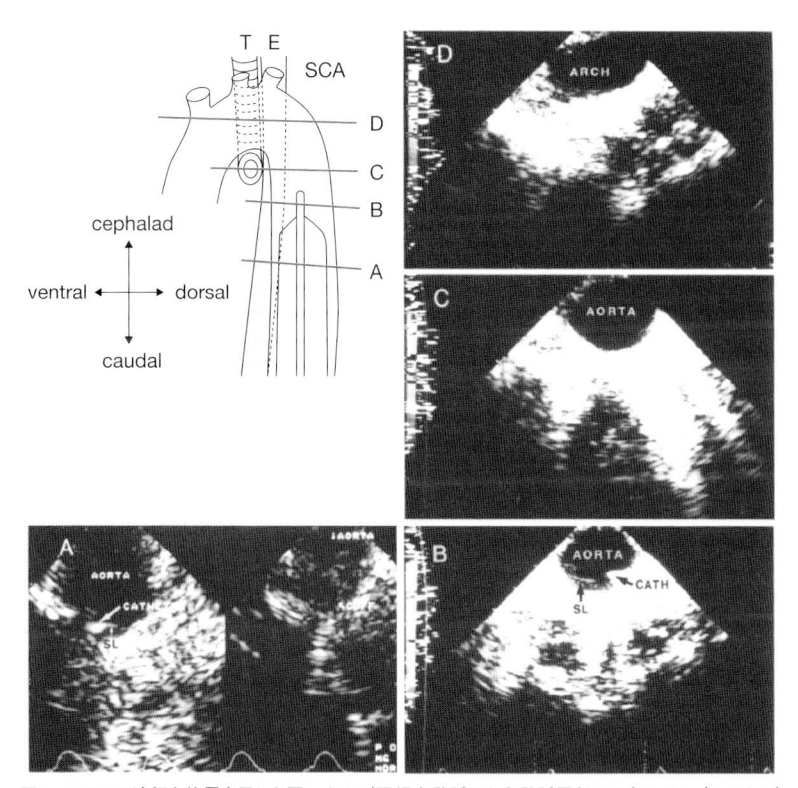

図1 IABP の適切な位置を示した図、および下行大動脈から大動脈弓部での各レベル（A から D）で得られる経食道心エコーによる断面像
(Orihashi K, Hong YW, Chung G, et al. New application of two-dimensional transesophageal echocardiography in cardiac surgery. J Cardiothorac Vasc Anesth 1991；5：33-9より引用)

がないかをチェックする。

2. 人工心肺時の TEE の役割

a. 人工心肺脱血管の位置確認

　人工心肺の脱血不良で多い原因の一つに下大静脈に挿入された脱血管の位置異常がある。上下大静脈断面からプローブを先進させ過大静脈を描出し，脱血管が肝静脈に迷入していないか確認する。また，繰り返し心臓手術を施行している症例や下行大動脈置換術では大腿静脈から右房まで脱血管挿入を行う

が，深すぎて先端が心房中隔にはりつき脱血不良を起こしやすい。上下大静脈断面で先端が右房−下大静脈接合部にあることを確認する。

b. 順行性心筋保護の管理

心筋保護液注入時に大動脈弁逆流があると左室の伸展を引き起こす。人工心肺中の左室伸展は左室内圧を上昇させ，心筋保護液による冠灌流を減少させる。その結果，左室機能障害を引き起こして人工心肺離脱困難の原因となることがある。経胃短軸像や中部食道長軸像で経時的に左室内腔の評価を行い，左室伸展があればベントカニューレの挿入を行う必要がある。

c. 逆行性心筋保護の管理

逆行性心筋保護は重症左室肥大，重症の冠動脈近位部病変，大動脈弁逆流など，順行性心筋保護のみでは不十分となる可能性が高い場合に施行される。冠静脈洞は中部食道四腔断面像からプローブを少し後屈させると描出される。TEE はカニューレ挿入の補助に有用である。

逆行性心筋保護の際問題となる解剖学的異常に左上大静脈遺残 (persistent left superior vena cava：PLSVC) がある。PLSVC の頻度は正常人の0.5%とされ，先天心奇形患者の3–10%に合併するとされる。TEE にて，冠静脈洞の拡張がある場合 (成人では直径が1cm以上)，PLSVC の存在が疑われる。PLSVC の確定診断は，左上肢の静脈ラインより撹拌生理食塩液を注入することで行われる。微小気泡によりエコーが増強され，冠静脈洞に流入する PLSVC の存在が証明される。PLSVC のある患者に逆行性心筋保護を行うと，心筋保護液は左上肢に灌流されてしまい，心筋保護が不十分になる可能性がある。冠静脈洞の拡張の有無をチェックし，人工心肺前に診断する必要がある。

【文 献】

1) Weiss SJ, Auguoustides JG. Transesophageal echocardiography for coronary revascularization. In：Perrino AC Jr, Reeves ST, editors. A practice approach to transesophageal echocardiography. Philadelphia：Lippincott Williams & Wilkins；2003. p.288–306.

2) Orihashi K, Hong YW, Chung G,et al. New application of two-dimensional transesophageal echocardiography in cardiac surgery. J Cardiothorac Vasc Anesth 1991；5：33-9.
3) Hasel R, Barash PG. Dilated coronary sinus on prebypass transesophageal echocardiography. J Cardiothorac Vasc Anesth 1996;10:432-5.

（小林克也）

8: Bispectral index (BIS) モニター

はじめに

　Bispectral index (BIS) は，解析脳波指標で，周術期には主に患者の鎮静度の評価に使用される。使い捨て脳波電極を前額部に貼付して導出された脳波を解析し，BIS値を算出する。BIS値は，0から100の数値で表示され，十分な覚醒は100，平坦脳波は0で表示される(図1, 2)。

1. BIS値

　BIS値算出方法の詳細は公開されていないが，これまでの報告によれば，BIS値は，脳波をデジタル信号処理し，アーチファクトを除去してから，平坦脳波の検出と高速フーリエ解析を行って得られる4つのパラメータ，burst suppression ratio (BSR)，QUAZI suppression index (QUAZI)，relative beta ratio (RBR)，SynchFastSlowを使い分け，さらに脳波データベースを用いて算出される[1,2]。

2. 使用上の注意

　モニターが適正に装着されているか，解析結果の信頼性を確認するために，BIS値以外に表示されるほかの指標を検討する必要がある[3,4]。
　①脳波：ノイズや，BIS値の妥当性を確認
　②筋電図インデックス：筋電図の混入を表示
　③SQI (signal quality index)：アーチファクトの混入を表示
　④SR (suppression ratio)：平坦脳波の割合を表示
　また，麻酔薬以外の要因が脳波やBIS値に影響を与えることがあるため，急激なBIS値の変動が認められたときには，その要因やBIS値の妥当性を検討する必要がある。医療機器のペースメーカ，電気メス（双極），温風式加温

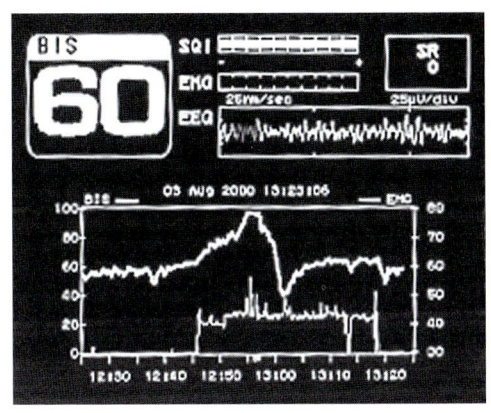

図1　BISモニター画面
(日本光電提供)

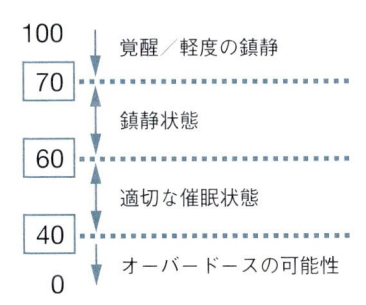

図2　BIS値の指標：OP室
(日本光電提供)

100　覚醒／軽度の鎮静
70
　　　鎮静状態
60
　　　適切な催眠状態
40
　　　オーバードースの可能性
0

装置などは，BIS値を上昇させる。また，心電図，筋電図や脳波電極貼付部位近傍の動脈脈波などは，ノイズとなりBIS値を変動させる。患者背景では，低血糖，心停止，出血性ショック，脳虚血，低体温でのBIS値低下が報告されている[1,3~5]。

3. BISモニターの有用性

BISの使用は，麻酔薬の節減，覚醒までの時間短縮などに有用であることが報告されている。また，鎮静レベルの指標であることから，術中覚醒の頻度

も低下させたとの報告があり，2005年ASA（米国麻酔学会）において周術期の脳機能モニタリングとして，FDA（食品医薬品局）からも唯一「術中覚醒を予防するためのモニター」として承認されている。

　脳波を解析して算出されるBIS値は，脳機能モニターとしての有用性も報告されている。未治療高血圧患者の全身麻酔において，収縮期血圧が110mmHg，平均血圧が80mmHgの血行動態で急激なBIS値の低下とSRの増加が報告されている。未治療の高血圧により，平均血圧80mmHgでも自動調節能の下限を下まわり，脳低灌流となりBIS値が低下したのではないかと考察されている[6]。心臓血管手術では，人工心肺時の低体温や復温時のBIS値，SR値の動向[3]，off-pump CABGにおいて心臓の脱転に伴う脳低灌流が原因と考えられるBIS値の低下[7]，大動脈遮断解除時の塞栓子，不整脈や出血からの心停止でのBIS値の低下とBIS値がイベント前のレベルに回復しなかった症例での術後脳障害の合併[8]の報告がある。BISモニターは，脳低酸素，脳低灌流のモニターとして有効かもしれないが，あくまでも解析処理脳波である。心臓手術に限らず周術期脳モニターは，依然として確立されておらず，多種のモニターを使用することで，診断や治療の介入をガイドし，周術期脳傷害を予防する必要がある[9]。非侵襲的であり，連続モニター可能という観点から，BISモニターのほか近赤外分光法（near infrared spectroscopy：NIRS），経頭蓋的パルスドプラー（transcranial pulse Doppler：TCD）の有用性や併用での予後改善の報告がある。

【文　献】

1) 荻平　哲．脳波モニターモニターを正しく使うために．日臨麻会誌2004；24：78-87．
2) Rampil IJ. A primer for EEG signal processing in anesthesia. Anesthesiology 1998；89：980-1002．
3) 松木明知，石原弘規，坂井哲博編．周術期におけるBISモニターの臨床応用．東京：克誠堂出版；2002．
4) 石原弘規．解説Ⅰ各種モニター機種．稲田英一編．麻酔科診療プラクティス　13．モニタリングのすべて．東京：文光堂；2004．p.32-5．

5) Dahaba AA. Different conditions that could result in the bispectral index indicating an incorrect hypnotic state. Anesth Analg 2005 ; 101 : 765-73.
6) Morimoto Y, Monden Y, Ohtake K, et al. The detection of cerebral hypoperfusion with bispectral index monitoring during general anesthesia. Anesth Analg 2005 ; 100 : 158-61.
7) Hemmerling TM, Oliver JF, Basile F, et al. Bispectral index as an indicator of cerebral hypoperfusion during off-pump coronary artery bypass grafting. Anesth Analg 2005 ; 100 : 354-6.
8) Goodman PG. Predicting ischemic brain injury after intraoperative cardiac arrest during cardiac surgery using the BIS monitor. J Clin Anesth 2009 ; 21 : 609-12.
9) Guarracino F. Cerebral monitoring during cardiovascular surgery. Curr Opin Anaesthesiol 2008 ; 21 : 50-4.

〔小泉有美馨〕

5 麻酔科医とMEの連携

はじめに

　麻酔科医にとって臨床工学技士は不可欠の存在である。特に近年の麻酔・手術関連の医療機器の質的向上と量的増加に麻酔科医だけで対応し、保守点検・維持・管理を行うのは不可能であり、臨床工学技士によって支えられているのが現状である。しかしながら、十分な人数の臨床工学技士がそろっている施設はおそらく少ない。各施設における臨床工学技士の充足は喫緊の課題である。

1. 原　則

　まず、原則的なことを確認する。筆者は法律に関しては全くの門外漢であるが、あえて法律を紐解いてみる。臨床工学技士は臨床工学技士法によって定められた資格であり、医師との関係も同法に定められている。第三十八条で生命維持管理装置の操作にあたっては医師の具体的な指示が必要なこと、第三十九条では医師その他の医療関係者との緊密な連携を図らなければならないことが記されている。

（特定行為の制限）
第三十八条　臨床工学技士は、医師の具体的な指示を受けなければ、厚生労働省令で定める生命維持管理装置の操作を行つてはならない。

（他の医療関係者との連携）
第三十九条　臨床工学技士は、その業務を行うに当たつては、医師その他の医療関係者との緊密な連携を図り、適正な医療の確保に努めなければならない。

　臨床工学技士がその実力を発揮するためには医師の具体的な指示が必要で

あり，当然医師にはそれだけの力量が求められることになる。ここでいう「生命維持管理装置」は臨床工学技士法第二条で，「生命維持管理装置の操作」は臨床工学技士法施行規則第三十二条で定義されている。

臨床工学技士法
第二条　この法律で「生命維持管理装置」とは，人の呼吸，循環又は代謝の機能の一部を代替し，又は補助することが目的とされている装置をいう。

臨床工学技士法施行規則
第三十二条　法第三十八条 の厚生労働省令で定める生命維持管理装置の操作は，次のとおりとする。
一　身体への血液，気体又は薬剤の注入
二　身体からの血液又は気体の抜き取り（採血を含む）
三　身体への電気的刺激の負荷

2．実際の現場で

　具体的な機器・操作については法の解釈が必要と思われるが，実際の現場を振り返り条文を読んでみれば日常の臨床でわれわれ麻酔科医が使用している多くの機器がその対象になるのは明らかであり，相応の知識や経験が求められることが分かる。そのうえでの"具体的な指示"であることは当然であろう。
　法により臨床工学技士は医師を含む医療関係者との緊密な連携を求められているが，法によらずとも臨床の現場に立てばその重要性は身に染みる。麻酔科医はこれに応えるべく臨床において大局に立った判断と指示を行い，緊密でスムーズな連携を図るようにできなければならない。
　その典型的なケースは人工心肺である。
　人工心肺は大きく分けると導入，維持，離脱の3つの相がある。perfusionistである臨床工学技士は麻酔科医，外科医と連携しながら人工心肺装置の操作を

行うのが理想である。

　私見ではあるが，術前に臨床工学技士が個々の症例について外科医と術式や具体的な体外循環の方法について打ち合わせをすることはあっても，麻酔科医とそのような打ち合わせをすることはほとんどないのではないだろうか。そもそも術式を決めるのは外科医であり，体外循環方法は術式によって決まるのであるから，臨床工学技士が外科医と術前に打ち合わせをするのは自然なことである。おのずと麻酔科医との連携が弱まりやすい素地がある。麻酔科医が術前に外科医とカンファレンスをする施設はあるが，おそらくそれは少数派であろう。

　しかし，巻末の座談会から分かるように perfusionist は麻酔科医との"連携"を望んでいるし，われわれ麻酔科医も同様である。特に離脱のタイミングは"連携"が重要である。"連携"を生み出すためにはカンファレンスは有効であろうが，それ以上に日常的な意思の疎通が有効であると筆者は考える。日頃の雑談であっても，おのおのの考え方を理解しておくのは意義がある。人工心肺移行時までに循環血液量をどのように持っていくか，維持相の灌流圧のレベルやその調節方法，心血管作働薬の使い方，離脱のタイミングの決め方など，その理由・根拠を含め，麻酔科医と臨床工学技士の間にコンセンサスを作っておいたほうがよい。その内容は日々新たなものとなることが望ましい。例えば，インターネットを通じたコミュニケーションが日常的なものとなった今日においてはメーリングリストや SNS（social networking service）などを活用した"ディスカッション"はコンセンサスを形成するために適しており，まさに臨床工学技士が得意とするところではないだろうか。メーリングリストあるいは SNS を立ち上げ，具体的なトピックを列挙して日常的に意見交換ができるようにするのも機能する"連携"を作るためのひとつの手段と成り得る。

　前述のようにトピックとして，

① 一般論としてのトピック

　　人工心肺移行までの循環血液量

　　人工心肺維持相の灌流圧とその調節方法

離脱のタイミングの決め方
　　など
② 具体的な症例についてのトピック
　　術前の問題点の共有と対策
　　術後の総括
　　症例から得られた教訓と改善点
　　など
③ 麻酔科医からの要望
④ ME からの要望

　などを作っておけば，コンセンサスの確立とデータベースの作成ができるので"連携"以上のものが得られるのではないだろうか。

　医療機器の質的向上が著しい今日，コミュニケーションの手段も向上している。このような進歩を享受して"連携"を作り上げ，臨床技術の質的向上に役立ててもいいのではないかと筆者は考えている。

　　　　　　　　　　　　　　　　　　　　　　　　　　　　（金　徹）

座談会

2011年6月24日（金）

司　会 ■ 金　　徹　先生　（司会・日本医科大学千葉北総病院麻酔科）
出　席 ■ 鈴木　健一　先生　（日本医科大学付属病院ME部）
　　　　■ 鈴木　　亮　先生　（日本医科大学千葉北総病院ME部）
　　　　■ 杖下　隆哉　先生　（日本医科大学付属病院麻酔科）
　　　　■ 古市　結富子　先生　（榊原記念病院麻酔科）
　　　　■ 中里　桂子　先生　（榊原記念病院麻酔科）

(発言順)

人工心肺の導入について

金（司会）　まず人工心肺から話を始めたいと思います。大切なのはポンプにのせる時（導入時）とウィーニング（weaning）の時だと思いますが，例えば人工心肺回路のプライミングの量を麻酔科医によって意図的に変えることはありますか。この人はこういう導入をしてこういう輸液をしてくるからリザーバにある程度入れておかないとまずい，とか。のった瞬間のリザーバの水位の減り方とか，気にしませんか。

鈴木（健）　「麻酔科の先生の考えがこうだから，こちらは変えましょう」ということはありません。当院には回路が4種類あるのですが，患者の体表面積に合わせて使い分けています。人工肺，静脈貯血槽，あとは遠心ポンプかローラーポンプか，いろいろあるのですが，それぞれプライミングする量はほとんど決まっています。ただ，ブラッドプライミングをするかしないかなど，中身の問題はいろいろあると思いますが，基本的には変えません。

鈴木（亮）　麻酔科と事前に打ち合わせをする定期的な機会はありませんが、先生と直接話をして，この患者さんはちょっと血液が薄いからブラッドプライミングをしようかということになれば，ある程度プライミングボリュームが増えます。「麻酔科医がかなり引いていくからボリュームを多めにして引かれても耐えられるようにしようか」ということは基本的にはありません。血液の有無ぐらいです。

金（司会）　麻酔によって，ポンプにのった時のボリュームロードもあまり変わりないでしょうか。

鈴木(亮)　変わりありません。

鈴木(健)　麻酔科医によって，ということですね。ポンプにのせるまでにどんな管理をしているのか，われわれの施設では担当麻酔科医と話をしています。プラスいくつのボリュームで渡されるか，ポンプ側は全部知っているので結果として変わりはないです。たまにボリュームが足りなくて，ポンプが回らないということはありますが。

金(司会)　ウェットサイドで来たほうがのせやすいでしょうか。

鈴木(健)　のせやすいですね，回す方法は変わってきますが。血行動態が安定せず速攻で回したほうがよいのか，ゆっくり回して脱血していくほうがよいのかというのは，オペレーターチームによると思います。パーフュージョニストにもよると思いますが，引き気味で回しているのか，送り気味で回しているのか，というのは，結構変えていると思います。ただ，あまりリザーバレベルが低いままで回すと危険が伴うのである程度引いていると思います。

金(司会)　危なくなってくるというのは。

鈴木(健)　例えば，プライミングで循環血液の希釈が心配されてしまうので，リザーバレベルは各施設でできるだけ低くスタートしていると思います。スタート後は脱血側からもらえばもらうほどレベルはどんどん上がりますが，例えば日本人は1分間に4Lぐらいで回していると思うので，これだとリザーバレベルが低ければ低いほどエアーも巻くし，少し脱血不良があるとストンとリザーバレベルが下がります。大人だったらリザーバの量を200ccからスタートするとすれば，少しずつ増やしていくのが大方だと思います。

杖下　私はおそらくポンプ前にボリュームを入れるほうだとは思います。イニシャルドロップが気になるところではありますが，正直言って，そのへんはMEさん任せになってしまうところはあると思います。

金(司会)　今のお話では，どちらかというと術前管理のほうが問題になりますね。

鈴木(健)　そう思います。緊急手術のほうと，待機手術でしっかり管理されてきたほうとでは，結構違うかなと思います。先日も緊急手術があり，「かなりドライサイドで管理していた」という話でしたが，麻酔科のほうでしっかりボリュームを入れてくれたのでこちらは問題なく回せました。

金(司会)　古市先生の経験ではいかがですか。

古市　実は，ポンプにのる前に欲を出して自己血を採取したことがありました。採血

して人工心肺サイドに渡したところ，やはり灌流圧が出づらく，脱血したせいかと思いました。もちろん脱血分，輸液を十分に入れたつもりだったのですが。

金（司会） それは希釈式自己血輸血ということですか。

古市 そうです。そして人工心肺離脱後に自己血を戻す予定でした。

金（司会） 輸液量は脱血量より多く入れたのですか。

古市 500 cc を3本ぐらい入れました。

金（司会） 3本入れても足りなかったのですか。

古市 400 cc 採血して，結局 1,500 cc 入れました。人工心肺にのったら，フローは出るのですが灌流圧がいつもより低くて，その影響だったのかと思いました。

金（司会） 400 cc 脱血して 1,500 cc 入れたということですが，脱血しない場合の輸液量にプラス 1,500 cc 入れたのですか。それともトータルで 1,500 cc ですか。

古市 トータルで 1,500 です。全開ドリップで 1,500 cc 輸液して，「お願いします」とパーフュージョニストに渡しました。

金（司会） 実質的にハイポボレミアだったのではないですか。

古市 そうだったかもしれません。

鈴木（健） 灌流圧が上がる，下がるというのは，ボリュームの問題だけではないと思います。末梢循環の状態やヘマトクリットの値なども関係するのではないでしょうか。

鈴木（亮） 鈴木健一先生のおっしゃるとおり，ボリュームだけの問題ではないように思います。

古市 人工心肺前に自己血採血をしても困らないでしょうか。

鈴木（亮） ボリュームだけで考えれば，困らないと思います。

鈴木（健） 回ってしまえば，ポンプからボリュームはいくらでも入れられるので，大丈夫です。先生は最適なことをされたと思います。

金（司会） ポンプが回っている間は ME 任せでしょうか。

鈴木（健） ME サイドの方針・考えを麻酔科に伝えて一緒にコントロールしたいというのがこちらの心情です。それぞれが違う方向を向いていたら全然違うことをやっていることになるので，ポンプ中も意志の疎通を図りながらお互いが同じ状況判断を共有していけるといいです。

金（司会） 人工心肺前の麻酔管理としては，術前の輸液管理を把握したうえで循環血液量を適正なレベルにもっていくことが大切なようですね。多くの場合はドライサイ

ドからウェットサイドにもっていくことになるのでしょうか。

人工心肺中の脱血不良

金(司会) 心肺中の脱血不良ですが，これは麻酔科としてはどうしようもないですね。

鈴木(健) われわれは術者に「脱血不良です」と言うのですが，その時に，麻酔科はどこを見ているのかを知りたいです。例えば，脱血カニューレがあたっているとか，何かで確認をしているのでしょうか。CVP を見ていたところであの数値自体は意味がないと思うのです。われわれが脱血不良を指摘した時に，麻酔科は，「そうだよね」というようなことが何かあるのでしょうか。脱血不良と言われたら「は？」なのか。

金(司会) 脱血カニューレの問題であれば経食エコーでチェックすれば分かるとは思いますが，脱血カニューレを「モニタリング」することはないと思います。1 人で麻酔をしている時にはそこまでは難しいでしょう。

鈴木(健) 例えば，スタートして，良い状態で回せていたのが悪くなれば脱血不良の可能性が高いのです。脱血が悪く，フローが出ないと「右房がぺちゃんこだぞ」と術者が言ってきます。「ちゃんとカニューレは入っているよ。」というようなことを言われた時に，「ボリュームかな」とか経験則で対処しますが，何かしらのパラメータで対処できればなと。あるいは，麻酔科は「ここはこうだから，こうだね」と分かるものがあるのでしょうか。

金(司会) 麻酔科としてどうですか。

杖下 言われないと分かりません。SVC，IVC 両方に脱血管を入れていても，経食エコーで必ず見えるというわけではありません。術者に「見てほしい」と言われるのですが，「見えません」と答えたこともあります(笑)。正直言って，簡単に経食エコーで見れるとは言い難いです。

古市 脱血不良と言われて一番ドキッとするのは，SVC の脱血不良による脳灌流の低下などです。なので，心肺中に顔が少しむくんだり，CVP が上がっていたりすると，脱血不良の可能性を術者に伝えると思います。

金(司会) 「脱血不良になったら必ずこうなる」ということはありますか。脱血管の位置が IVC か SVC かで変わってくると思いますが。SVC だったら顔が腫れてくるということがあるでしょうけれど。何か対処する方法は？

杖下　静脈圧を2か所で測定することもありますね。

鈴木(健)　2本脱血の場合，上大静脈と下大静脈それぞれでCVPを測定しているとどちらが悪いかすぐに推測できます。遮断テスト時に脱血量の確認をしますが，CVPを1か所だけで見ている場合には，どこで測定しているのかが重要です。

金(司会)　脱血不良はパーフュージョニストと麻酔科医が問題を共有していれば，発見と解決が早そうですね。麻酔科医はCVPと灌流圧のトレンドの不自然な変化があれば脱血不良を考えてエコーによるチェックをすべきですね。

心肺中の末梢循環不全と灌流圧

金(司会)　心肺中の低体温による末梢循環不全と灌流圧の問題についてです。低体温で末梢が閉まっていて，かつ，血圧が出ない場合，そのまま昇圧剤を使えば血圧は上がりますが末梢循環不全が悪化します。かといって末梢を開くと血圧が下がってしまいますね。ボリュームを入れましょうということになるでしょうか。

鈴木(健)　体温が低い状態を維持すれば末梢は閉まりますし，それで温度分布は変わってきます。こちらとしてみれば，灌流圧は保ちたいし，末梢血管を閉めたくはないです。当院の場合は麻酔科医と相談し手術開始時からダイレーターを流してもらいますが，ポンプに乗ってからの圧が心配です。フローを出せるだけ出せばよいのでしょうか？一番良い圧とフローの関係が気になります。

金(司会)　ダイレーターは何を使っていますか。

中里　心肺中なら，カルペリチド，ニトログリセンです。

金(司会)　一時期はプロスタグランジンなどを使っていましたが，コストの問題がありますね。

杖下　許されるならプロスタグランジンですね。

古市　循環停止の時にダイレーターは特に流していません。脳脊髄の保護の目的で冷やす場合なら，末梢循環不全になるのは仕方ないと思っています。

鈴木(亮)　冷やすと末梢循環が悪くなって，冷えるところは冷えるけれど，冷えないところは冷えなくなってしまいます。全身を外から中までうまく冷やしたいけれど，冷やせば冷やすほど末梢にいかなくなってくるので，「じゃあ，広げてください」ということになると，圧は下がってしまいます。この兼ね合いをどうしたらよいかとい

うのが悩みです。

古市 そのとき温度は何を指標にされていますか。

鈴木(亮) 膀胱温，直腸温，鼓膜温，食道温を使っています。

古市 何度まで下がれば循環停止してもよいという基準はありますか。

鈴木(健) 当院は24℃を基準にしています。

古市 それは直腸温や膀胱温が24℃になればよいのでしょうか。

鈴木(健) そうです。ただ，緊急手術で直腸温度を使えないときもありますし，透析の患者さんや，尿量によっても反映してくる温度が違ってくるので，全体的に見るようにはしています。

古市 膀胱温を25℃まで下げても，中枢（脊髄）が25℃になっていない可能性があるので，当施設には冷やし始めて30分以上経って膀胱温が25℃以下に達していたら循環停止にしましょう，というおおまかな基準があります。

金(司会) ダイレーターでしっかり開いてやって，末梢に届けばよいけれど，実際は圧も下がりすぎてどうしましょうかという話ですね。

鈴木(健) 開いてしまうと，灌流圧が40とか30なのです。昔何かの文献で読んだときには，プロスタグランジンをあえて流して，cardiac index 3を保てば問題ない。要するに末梢を開いて，人工心肺で十分な流量を確保すれば問題ないというのを見たことがあるのですが，そういうわけにもいかないのでないかと…。頸動脈に狭窄などがあっても大丈夫なのか。ある程度の圧が必要だというのが当院の考え方です。もちろん尿量を確保する必要もあるので，教科書どおりの血圧を出したいけど，ダイレーターを使うと下がる。でも広げないと体温に開きが出てしまう，ではどこで折り合いをつけてやるべきなのかということです。

金(司会) 低体温だったら，圧が要らないのかもしれないですね。低体温のときに必要な圧の根拠は，データやペーパーにあるのでしょうか。低体温というのは，脳の酸素消費量を減らすために行っているわけだから，酸素はそれほど要らないはずですね。灌流圧もそれほど要らないのでしょうか。

杖下 低体温だと，末梢の組織になるともっと酸素が要らないから，末梢が閉まっていてもよいのではないでしょうか。

金(司会) 循環停止しない場合の低体温が問題ですね。経験的には末梢循環が悪くなっても圧が重要に思います。例えば腎機能に問題がない症例であれば尿量が一つの目安

にはなりますね．また，低体温の目的が中枢神経系の保護であれば，そのモニタリングも今後は重要になってくるのでしょうか．

人工心肺からの離脱

金（司会）　次にweaningですが，われわれ麻酔科医は血圧とCVP，心拍数，ボリューム，心室の大きさぐらいしか見ていないのですが，心肺サイドで特に気にしていることがありますか．

鈴木（健）　一番のパラメータってあるでしょうか．

鈴木（亮）　基本的にはweaningまでには全部整えてあるので，おりる（ポンプオフ）ときに何が大切かというと，血圧です．血圧がなければweaningはできませんので．

鈴木（健）　血液データなどをきちんとそろえて，weaningでフローを落としていくという状況であれば，麻酔科にバトンタッチする場面ですね．麻酔科医によって違うなと思うときがあります．麻酔科サイドから「おりるよ」という状況で，アイコンタクト的なことを受けます．われわれは麻酔科医の考えていることを汲んで，落としていくスピードを変えるのです．外科医としては出血などを考慮し，手術手技が終了次第人工心肺を早く止めたいと思っているでしょうが，人工心肺から麻酔科医にわたるweaningの時点では麻酔科医は気にしているところがたくさんあると思います．エコーを見て，カテコラミンが届くのを確認して，フローが半分まで下がってきた時の血圧を見て…．こちらからは「先生，呼吸大丈夫ですか」とか言って，お互いいろいろ確認してからおりていくと思います．私が一番気になっているのは，麻酔科医とわれわれが患者の管理に関し同じ方向を向いているかということで，全然違うととんでもないこしになってしまうと思います．こちらからはボリュームを入れたいのに麻酔科からはカテコラミンが大量に行っていて，モニター上の数値だけは整っている．しかし，心臓を見るとまだしわくちゃで小さいということがあるので，「ポンプさん，ボリューム入れてきてね」というやりとりなどが私は一番気に入っています．

古市　私は大学病院にいたころ，せかされてweaningすることが結構多かったです．カテコラミンも「まだ3γなの．もっと上げてよ」と言われても，もう少しゆっくりと，無理なくweaningしたいと思うことがありました．外科の先生は結構早くweaningしたいのか，まだ心臓はぺちゃんこなのに「どんどんカテコラミン上げて」と言って

くることがあります。そういうときはパーフュージョニストと相談して，リズム，心拍数，前負荷の条件を満たしてからカテコラミンを調節したいと思います。

金（司会） weaningの時にはパーフュージョニストと麻酔科医が息を合わせて同じ戦略で臨むことが大切ですね。できれば外科医にも分かってもらいたいところですが…。

心肺離脱時の循環血液量とカテコラミン

金（司会） 多くの場合，循環血液量が問題になります。今までも話題としては出てきていますが，結局カテコラミンでガンガン叩いて立ち上げてよいのかという話ですね。

古市 リズム，心拍数，ボリューム，心臓の動きに問題なければ，収縮期血圧が50-60台ぐらいであっても「よいですね」ということになって，おろすこともあります。血圧の値というよりは，総合的に心拍出量を評価したうえ，無理なくweaningしているように思います。カテコラミンは術前の心機能を考慮のうえ，自分であらかじめ決めておいた量を投与するようにしているので，主にボリュームの管理をすればよいように思います。ちなみに当施設では肺動脈カテーテルはよほどの低心機能症例で，術後に肺動脈カテーテルが必要な場合にしか用いません。weaningの評価の材料にすることはほとんどありません。

金（司会） 結局，ボリュームを入れないといけないということでしょうか。

鈴木（健） ボリュームでよいと思います。ボリュームを入れていきながらweaningしていけばよいと思うのですが，そのタイミング・バランスというのがあると思います。ある程度心臓が動いてきたらボリュームを入れて脈圧を出していき，ある程度それに反応して心臓が動いてくればフローを下げていく…，トライアルの段階です。その時点で，ボリュームを入れるスペースがない場合があります。モニターだけ見ていたら，これでポンプオフしてしまえばいいのではないかというような…(笑)。でもこの時には末梢血管が締まっている可能性があります。その時のカテコラミンの量はおそらく高用量だと思います。このような状況では様子を見てくれればよいのですが…。このときパーフュージョニストは何と言えばよいのか。がんばって，こちらからワンショットで広げてボリュームを入れるスペースを作ろうとはしてますが。

金（司会） ボリュームが足りないのに麻酔科がカテコラミンで叩いているということですね。

鈴木(健)　そうだと思います。その時に，例えば麻酔科と意見が合ってというか分かり合えればいいのですが，そうではない時にどうすればよいのか。

金(司会)　結局，司令官が2人いるということになってしまいますね。心肺サイドの司令官と麻酔科の司令官がいて，おのおのが行っていることがたまたま逆だったりする。

鈴木(健)　よくあると思うのです。今は麻酔科とも話せるからよいのですが，私が若いころはできなかったのでどうしたらよいのかなと。

金(司会)　麻酔科だと，始めたばかりの人は血圧のほうに頭が行ってしまってカテコラミンを使って血圧を上げることばかりですね。

鈴木(健)　それが最初に来てしまって，モニター上はちゃんとした数字になっているのです。ただし，血液は十分心臓に入っていないというか，前負荷が足りないというか。どう言ったら分かってもらえるのか。「ボリューム入れたい」と率直に言うだけでよいのか。

金(司会)　「ボリューム入れたい」と言われて，"ピン"と来ればよいのですが。

鈴木(健)　入れていけば120ぐらいになって，「高いよ」となってしまいます。そうなることは分かりますね。こちらも麻酔科の先生にそんなことを言わせたくないし，となると。

金(司会)　コンセンサスがもてるかですね。それから，weaningの時は外科医はしばし休んでわれわれに任せてくれればよいと思うことはありますね。「ポンプオフ」とオペレータが言っても，こっちは「ちょっと待ってよ」と思うことがあります。例えばカテコラミンの反応性とか，ボリューム負荷に対する反応を見たいですね。ボリュームを入れて心臓がちゃんと張っていればよいけれど，入れたにもかかわらずすぐつぶれていってしまうと，あまり良くない。しかし，オペレーターが「もういいだろう」と言ってくると。

鈴木(健)　あわてますね。

金(司会)　そうすると結局カテコラミンで叩くことになる。

鈴木(健)　いつも同じメンバーで同じように行っているのが理想だと思います。オペレータの先生はweaningの時には「止めていって」「終わったから，よろしく」と言って，後はわれわれに任せてほしい。何かあればこちらからオペレータに伝えていくわけですから。

金(司会) きちんとボリュームを入れたうえでカテコラミンでサポートする，という手順を確実にするコンセンサスですね．

心筋保護

杖下 心肺時間が極端に短い施設がありますよね．その場合は weaning をせかされて早く行っても，心肺時間が短ければストレスが少ないので，心臓もよく動くのではないでしょうか．心筋保護液の使い方もありますよね．

古市 今の施設では心筋保護液の投与間隔は20分です．心電図上波形が現れたり，心臓がちょっとでも動くと，前回の心筋保護液投与から10分とか5分しか経っていないけれど，ME サイドから「心筋保護をお願いします」と．だから今の施設では weaning もしやすいのだと思います．麻酔科医も気が付いた時には心筋保護をサジェスチョンしなければいけないのだと思います．

杖下 心筋保護液は GIK (glusose-insulin-kalium) とセントトーマスとどちらがよいということはあるのでしょうか．

鈴木(健) GIK とセントトーマスのどちらがよいのかは分かりませんが，心筋保護ということで考えると，血液が入っているほうがよいのか，血液の量的比率はどうなのか，といった話になってくると思います．

古市 当施設の場合，GIK だと人工心肺確立後はポンプの中の血液を混ぜて入れています．

金(司会) KCL に血液というところもありますね．

杖下 投与方法の違いもありますね．持続で入れるのか，ワンショットで入れるのか．

鈴木(健) 逆行性に投与する場合は，よく持続で入れますね．

杖下 ワンショットの場合の最適な投与間隔はありますか．

鈴木(亮) 手術の術式や進行にもよります．例えば，1枝バイパス吻合するのに何分かかるのかによっても大きく違うと思います．10分でできる術者は20分で2か所できるので，2枝なら20分間隔で投与とすれば一度の投与でそのまま weaning にいけます．逆に長くかかる場合にはそれなりに対処する必要があります．心臓のことを考えていれば，ずっと流していたほうがよいと思います．

金(司会) 持続は逆行性しかないですね．

鈴木(健)　そうです。逆行性のみだと右室系の循環に不安が生じますし，手術時間はどのくらいなのかという話になってくるので，一概に「これが良い」ということはないと思います。

杖下　一番良いのは心肺時間が短いことですね。

鈴木(健)　1秒でも短いほうがよいです。

人工心肺離脱時のペースメーカについて

金(司会)　weaningのときに何か気にしているポイントはありますか。

中里　やはり圧です。圧と自己脈がどれくらい出てきているか。ボリュームをエコーで評価したり肉眼的に見たり。

金(司会)　脈と言えば，施設によってはペースメーカでレートを上げて立ち上げるところもありますね。

鈴木(健)　30 bpmぐらいの極端な徐脈では仕方がないですが，洞性脈の場合で，待ったほうがよいのか，ペーシングしたほうがよいのかというのは，どうやって決めるのでしょうか。遮断解除して10分経ってたら「ペーシングしてよ」とよく言われます。この10分に何か意味があるのでしょうか（*注1）。あるいは，薬を使ってレートを上げたほうがよいのか，待ったほうがよいのか，どうなのでしょうか。

金(司会)　薬かペーシングかという状況だったら，私はペーシングのほうがよいと思います。ペースメーカーのほうが確実だし，心拍数の調節もできます。

古市　当施設では遮断解除して，5-10分ぐらいで自己脈が出現しないと，「ペーシングを始めようか」ということにはなります。

鈴木(健)　最初は基本的にはVVIですか。

古市　基本的にVVIで始めて，心房キックがないと心拍出量が保てない症例であれば心房に付けてもらって，A-V sequential pacingを始めることもあります。

杖下　weaningは体温が重要だと思います。中枢と末梢温を見て，36.5℃ぐらいになるまで待ちます。だいたい20-30分かかるのですが，その間に心臓が動けば本来のフローは自然と流れます。その過程で房室ブロックなどに対してはVVIなどでペーシングしながら復温をします。末梢を開ければ，術後の管理が楽になると思います。カテコラミンで叩く前に末梢血管が開いているのか，閉じたままなのかで，結構立ち

上がりが違うような気がします。

金(司会) 遮断解除10分後でペーシングは一つの選択となり得ますね。ペーシングしながらの復温であればカテコラミンなしで待つことも考えていいでしょう。

FFPの投与

金(司会) 次に，これは難しいと思いますが，FFPを入れるタイミングやFFPの適切な投与方法，あとは術前Hbをどうするかということです。FFPは心肺症例に有効なのでしょうか。

古市 術前合併症や術式によってはFFPは必要だと思います。

金(司会) 凝固因子を戻すという意味ではよいのかもしれませんが，10単位とか，結構入れますね。そういう意味でよいのでしょうか。あとはタイミングですね。

鈴木(健) 私は「どうしますか」と聞きますが，先生によって違います。「遮断解除したら入れて」と言う人もいれば，「麻酔科から後から入れるから，いいよ」と言う人もいます。

杖下 麻酔科から入れたいですね。遮断解除して，十分温まってきたところでFFPはどうしようかという。

金(司会) 何のために入れるのでしょうか。

杖下 やはり凝固因子の問題もあるし，ボリュームとしての意味もあると思います。

金(司会) ボリュームとしてはどうなのでしょうか。ガイドライン的には凝固因子の補充だけであって，ボリュームをかせぐためには入れるものではないとなっていますが，それはナンセンスでしょうか。

杖下 多くの麻酔科医にはボリュームとしての期待もあるのではないでしょうか。

中里 実際に凝固因子の検査をしていないので分かりませんが，離脱時に麻酔科から入れます。

金(司会) それは凝固因子の補充という意味が大きいからですか。

中里 目的としては凝固因子の補充です。

金(司会) 他にいかがですか。

古市 プロタミンでヘパリンをリバースして，外科的な止血操作をして，それでもどうしても出血傾向があると言われたら入れます。ガイドラインに合っていないのかも

しれませんが，出血傾向の原因として凝固因子低下の可能性があって，これを補正して出血が止まるなら入れるべきです。

金(司会)　量的にはどのくらい入れるのですか。凝固因子の補充には2単位ぐらいでよいと思いますが，実際にはもっと使っていますね。

鈴木(健)　6単位とか8単位とか，使っています。「ポンプで6入れて，僕は4入れるよ」というような。それはどこから出てくる数値なのでしょうか。

金(司会)　FFPの投与量の基準があるかどうか調べてみましょう（＊注2）。

IABPについて

金(司会)　IABPのトリガーについてですが，トリガーの精度は機械的には心電図と圧波形のどちらがよいでしょうか。心電図は誘導にかかわらず基本的にトリガーするタイミングは変わらないと思いますが，圧波形はどこの圧でトリガーをするかによって心周期の中でタイミングが変わってきますね。

鈴木(亮)　個人的には心電図のほうがよいと思います。最大限に効果を発揮するためには，インフレーション，デフレーションのタイミングが最も重要ですので，インフレーションのタイミングはどの先生でも考えていることは同じだと思いますが，デフレーションのタイミングは，R波でデフレーションをするのか，R波より手前でデフレーションするのか，です。それがしっかり見えるのが心電図で，基本的にはどの誘導でも同じなので，心電図が有効だと思います。きちんととれている場合においては，だいたい正確に合わせられますので，一番有効なのかと思います。血圧は測定部位による違いがありますし，あとは，見ても判断がつけづらいということがあります。今の機械は精度が良くて，どこで合わせているのかというのがマーカーとして出てくるのが多いので，それを見て合わせることが多いです。

金(司会)　マーカーはどのように出るのでしょうか。

鈴木(亮)　色の違いで出てきます。心電図が緑色で出ているのに対して，例えば赤とか。

金(司会)　圧波形を得る部位は，バルーンの先端や上肢などいくつかあると思います。MEとしては，どこを信頼するというか，タイミングをとるとしたら，どこがよいでしょうか。

鈴木(亮)　答えとしては，どちらも見ています。どうしても取っている場所によって

圧の差が出ますので，圧差も見て確認しています。あまりにも圧差が大きいようであれば，どちらかがおかしいのかと確認します。上肢でとっている場合，橈骨動脈を使っていることが多いのですが，橈骨動脈そのものがおかしいのかなとか考えます。先端圧は圧センサーが付いているものもありますし，トランスデューサーを介してとる場合もあります。あまりにも圧差が出てくるようであれば，どこかがおかしいのではないかと，異常を察知する判断する材料にもなります。

金（司会） トリガーするとしたら，どこの波形がいいのでしょうか。

鈴木（亮） バルーンの先端圧です。

金（司会） バルーンの充填量は調節するものなのでしょうか。

鈴木（健） 調節するとすれば基本的に weaning の時ではないでしょうか。基本的には100％で全部いくので，あとはボリュームを調節していって。比率を1：1から2：1，4：1にしていくのと同じで，少しずつバルーンのボリュームを小さくして経過を見ていって。

鈴木（亮） 比率の weaning とボリュームの weaning。

鈴木（健） 理論的に知っていても，見たことはないです。

金（司会） ボリューム weaning という概念があること自体を知りませんでした。IABP のトリガーは心電図で，圧で取る場合には複数個所の圧で評価する必要があるのですね。

off-pump CABGとIABP

金（司会） オフポンプCABGの時にIABPをインターナルモードで作動させている場合，自己血流とバッティングしないのか。心臓は動いていても，自己圧が弱いからあまりバッティングはしないだろうと思いますが。圧が本当に出ないときは，インターナルでも問題ないような気がするのですが，いかがですか。

鈴木（健） 圧にもよると思います。どこまでが許容範囲か，ですね。

金（司会） 例えば，圧トリガーとか心電図トリガーにしておいて，必要となったら自然にインターナルになって，適宜またトリガーするというモードはありますか。

鈴木（健） ありません。トリガー方法の選択をオートでやってくれるモードはあります。そのモードであれば，心電図トリガーか圧トリガーか，最適に選択してくれます。

しかし，例えば心臓を脱転して血圧が低下した場合，「心電図の振幅が小さくなったから圧トリガーで」，というのはできません。そうなるとトリガーするものがないので，IABPは作動しません。

金（司会） 圧が低かったらインターナルで行うしかないですね。

鈴木（健） そうなっても，われわれはどの時点で「インターナルにしますか」と言ってよいのかが分からないのです。

金（司会） というと？

鈴木（健） このような使い方は本来のIABPの使い方とは若干違うと思います。オフポンプ時の血圧維持のために使う。一般的には，多くの病院でそういう使い方をしていると思いますが，IABPはそういう目的のものではないですね。ですから，インターナルにしてよいのかどうかさえわれわれには分からないので，判断の根拠がほしいです。

金（司会） 確かに理論的には難しい。

術中のペースメーカ

金（司会） 次にペースメーカですが，電気メスの影響の有無と，実際にどうするかについてです。今のペースメーカはほとんど影響を受けないですか。

鈴木（亮） ないとは言えないと思います。

金（司会） DDDでやっていたらVOOにしたほうが安全ですか。

鈴木（健） そうとは言えないと思います。

金（司会） なぜでしょうか。

鈴木（健） 電気メスの影響は受けると思ったほうがよいと思います。手術の種類，部位によりますが，われわれが最初に必ず確認するのは，「バイポーラでできませんか？」ということです。最終的には術者の判断になりますが，バイポーラでできるのであれば行ってもらう。理論的にはユニポーラに比べペースメーカへの影響が少ないからです。ユニポーラの電気メスを使う場合には，1回1回の通電時間を意識的に短くしてもらえばよいと思います。電気メスのノイズが入るとオーバーセンシングによってその間はペースメーカが打たなくなるだけなので，オーバーセンシングの時間を短くすればよいからです。単純にVOOで行ったほうがよいのかなというと，違うように思

います。自己脈があったら危ないですが，まったく無ければ VOO でよいと思います。

金(司会) 危ないというのは？

鈴木(健) VOO だと基本的に自己脈をペースメーカ本体が確認（センシング）できないので，ペーシングと自己波形の T 波が重なった場合にはまずいということです。ペースメーカにはノイズリダクションという機能があって，ノイズが入ってきたら VOO になるものがあります。それをうまく使えばよいのかなと思います。あとは，バイポーラ，ユニポーラの設定にしてもいろいろあるので，その点も合わせて検討します。自己脈がほとんどなくて，麻酔科がレートを維持して血行動態を安定させたいということであれば，同じオペをするにしても，ペースメーカの設定は異なると思います。例えば VOO 80 で打ったほうが安定するということであれば，逆に打ってあげたほうがよいと思います。麻酔をかけてレートが落ちてきて，あまり良くないのであれば，打ってしまったほうがよいのではないかと思います。

金(司会) レートはいかがですか。自己脈がほとんどないというときは，私は 70 か 80 ぐらいがよいと思っているのですが。

杖下 そのぐらいではないでしょうか。40 とか 100 ではやはりちょっと。

金(司会) 術中のペースメーカのモードは，電気メスの選択や使い方までを含めて検討して決定する必要があるようです。

PCPS

金(司会) PCPS のプライミングの量は回路の容量分だけなのですか。

鈴木(健) 人工肺もありますし，遠心ポンプもあります。これらを含めた回路分です。

金(司会) フローに限界はありますか。ポンプによる限界があるのでしょうか。

鈴木(亮) 人工肺の限界がフローの限界です。各社だいたい 7 L/min が限界になっています。

金(司会) PCPS のフローの限界を規定しているのは人工肺と考えてよいですか。

鈴木(亮) そうですが，7 L/min あれば十分だと思います。

鈴木(健) 私は少し違った角度でとったのですが，「フローの限界はありますか」というと，「脱血量によります」という話になるのかなと思います。脱血のボリュームがなければ，フローは出ないということです。ボリュームを入れればフローはいくらで

も出るのかというと，人工肺の限界を超えることはできませんが。

金(司会) PCPSでフローが出ない時に脱血できない時は。

鈴木(健) もう脱血回路がブルブルです。(笑)

金(司会) 人工心肺とPCPSの違いを挙げるとすると？

鈴木(健) PCPSは，心筋保護をして，心臓を止めて，そのボリュームをもらって，また除水して，ということができません。また，吸引ができません。開胸して血液を吸引して回収して，というシステムが組み込まれていません。

杖下 そこがPCPSと人工心肺との一番の違いです。

鈴木(健) サーキットによって違いますが，ボリュームのコントロールは人工心肺は行いやすいですね。引く分(脱血)だけ引いてこちら側でもらったままにするか返すか(送血)で，コントロールがしやすいです。

金(司会) 人工心肺はinとoutを独立して管理できるからいいですね。

鈴木(健) 施設によっていろいろな工夫をしているので一概には言えないのですが，うちのPCPSにはリザーバがついていて，引こうと思えば引けるし，入れようと思えば入れられるようにしてあります。ただし，緊急避難的なものです。

金(司会) 機器の特徴を理解して使えるようにしたいですね。

金(司会) それでは時間になりましたので，これでおわりにしたいと思います。現場での細かいコミュニケーションが大切だということが実感できました。どうもありがとうございました。

(了)

＊注1

　10分間の待機時間は，心筋の細胞膜へのdystrophinの再分布を待つためのようである。

　心筋が虚血に陥ると細胞膜からdystrophinが失われ，心筋細胞の構造が維持できなくなり収縮能が低下する[1]。細胞膜から失われたdystrophinはischemic conditioning[2,3]やnicorandilによるpreconditioning[1]などで処置されていれば実験的には5-30分で細胞膜に再分布し，心筋細胞の構造が回復し心機能がある程度回復することが知られている。10分間の待機時間は，このdystrophinの再分布を待つ時間であろう。

　細胞の虚血障害は細胞骨格障害を伴い，細胞骨格障害は，細胞膜の破壊に特徴づけられ，細胞膜下の囊胞形成を伴う。細胞膜の脆弱性は，vinculin，talin，paxillainといった構造タンパク質の喪失に起因する。dystrophinも関連する[1]。

dystrophinとは心筋，骨格筋に存在するタンパク質で，細胞骨格の維持に必要なものである。心筋の細胞膜はactinのZ帯とコスタメア結合複合体(costameric junctional complex)でつながり，その主要な構成タンパクはtalinであるが，dystrophinはこの結合複合体の安定性に必要な付属タンパク質(accessory protein)である。actinとtalinとの結合部位がある[4]。

dystrophinは虚血障害に敏感であり，心筋虚血により細胞膜から筋原線維に移動する[1]。その結果，細胞膜が脆弱化し，細胞骨格障害が起こり心筋細胞の機能が損なわれる。dystrophinの移動は一定の条件下では可逆的であり，前述のごとく前処置により，虚血再灌流後にdystrophinが細胞膜に再分布し細胞膜の構造が回復し心機能が維持されることが知られている[1]。

*注2

人工心肺離脱時にFFPを投与するとしたらその量はどのように決定すればよいのであろうか。

FFPを投与する目的は凝固能の回復であり，その意味では凝固能を確認したうえで投与量を決定すべきである。しかし実際の臨床場面でweaningの時にそのような決定方法を採用することは現実的ではない。人工心肺後であれば凝固線溶系は著しく障害されている。このような場合の適切なFFPの投与量はあるのであろうか。

筆者が調べた限りではそのような適切な投与量は分からなかった。人工心肺後にFFPを投与することにより術後の出血量や輸血量が軽減できるか否かが2004年と2012年にレビューで検討され，その結果は否定的なものであった（その際に投与されていたFFPは6-15 mL/kgである）[5,6]。したがって人工心肺後のFFPの投与そのものを正当化するのは難しいかもしれない。しかしながら経験的にFFPの投与は有用であり，改めてrandomized controlled studyによって検討されるべき問題であろう。

では，肝心の人工心肺後のFFPの投与量であるが，前述のレビューを参考にして6-15 mL/kgを一応の答えとしておきたい[5]。ちなみに日本赤十字社の指針によればFFPの投与は「循環血漿量を40 mL/kgとした場合—（中略）—，凝固因子の血中レベルを約20-30％上昇させるのに必要な新鮮凍結血漿量は，理論的には8-12 mL/kg (40 mL/kgの20-30％)である」[7]ので，ここに示された量の投与は許容されると思われる。

【文 献】

1) Shojima T, Hayashida N, Nishi A, et al. Effects of nicorandil preconditioning on membrane dystrophin. Eur J Cardiothorac Surg 2006；30：472-9.

2) Kido M, Otani H, Kyoi S, et al. Ischemic preconditioning-mediated restoration of membrane dystrophin during reperfusion correlates with protection against contraction-induced myocardial injury. Am J Physiol Heart Circ Physiol 2004；287：H81-90.

3) 大谷 肇，角田智彦，藤原 弘佳ほか．Ischemic preconditioningは心筋細胞膜dystrophinの回復を促し再灌流障害を予防する．日本外科学会雑誌 2003；104：274.

4) Armstrong SC, Latham CA, Shivell CL, et al. Ischemic loss of sarcolemmal dystrophin and spectrin：correlation with myocardial injury. J Mol Cell Cardiol 2001；33：1165-79.

5) Stanworth SJ, Brunskill SJ, Hyde CJ, et al. Is fresh frozen plasma clinically effective? A systematic review of randomized controlled trials. British journal of haematology 2004；126：139-52.
6) Yang L, Stanworth S, Hopewell S, et al. Is fresh-frozen plasma clinically effective? An update of a systematic review of randomized controlled trials (CME). Transfusion 2012；52：1673-86.
7)「輸血療法の実施に関する指針」(改定版) および「血液製剤の使用指針」(改定版). 日本赤十字社血液事業本部. http://www.jrc.or.jp/vcms_lf/iyakuhin_benefit_guideline_sisin090805.pdf (2012年12月閲覧)：58-60.

(金　徹)

索引

和文

あ
圧アラーム設定　70
圧差　216
圧波形　215
圧力測定部位　69
アデノシン三リン酸　2
アラームメッセージ　32
アンダーセンシング　112, 132
アンラップ　29

い
異常ヘモグロビン　161
一時的ペースメーカ　89
1回心拍出係数　182
1回心拍出量　172
1回拍出量変化量　173
一酸化炭素ヘモグロビン　161, 164
イニシャルドロップ　204
インターナル　30, 217
イントロゲート　109

う
ウィーニング　203
植込み型ペースメーカ　89, 103
ウェットサイド　204
右心室圧波形　177
右心房圧波形　175

え
遠隔的患者管理　119
遠位電極　106
遠心ポンプ外れ　66

お
横隔膜刺激　113
オーバーセンシング　112, 125, 133
オーバーセンス　126

か
温度分布　207
解析脳波指標　194
外部入力　26
回路内圧上昇　86, 87
拡張終期圧　179
拡張終期容量　179
下限レート間隔　99
カテーテルキンク　44
カテコラミン　210
下壁虚血　144
観血的血圧測定　148
還元ヘモグロビン　164
患者移動時　121
冠静脈洞　192
完全体外循環　73, 82
感知閾値の測定　106
冠動脈血流量増加　21
灌流圧　85, 87, 207
灌流圧低下　87

き
希釈式自己血輸血　205
逆行性心房波　101
急性心筋梗塞　185
急性心室中隔穿孔　186
急性僧帽弁閉鎖不全症　186
凝固因子　214
局所脳酸素飽和度　185
近位電極　106
筋電図インデックス　194

く
駆動装置とバルーンの接続　28

け
警告メッセージ　32

223

経皮的心肺補助　5, 46
経皮的ペーシングパッチ　89
血圧　148
血液回路のキンク　64
血液濃縮　82
血液濃縮装置　80
血管アクセス部位　46
血管容積脈波　159

光学的シャント　161
恒久的ペースメーカ　89
高二酸化炭素血症　159
交流部分　157
誤作動　108
50Hz burst　105
固有周波数　154, 155, 156
固有振動数　154
混合静脈血酸素飽和度　170, 172, 175
混合静脈酸素飽和度　183
コンセンサス　201

左室拡張終期圧　178, 181
左上大静脈遺残　192
酸化的リン酸化　2
酸化ヘモグロビン　164
酸素運搬量　183
酸素解離曲線　4
酸素含量　3
酸素供給　2
酸素供給量　2
酸素消費量　2, 183
酸素チューブライン　69, 70
酸素ヘモグロビン解離曲線　158

ジェネレータ　89, 97
刺激閾値測定　107, 112

自己血採血　205
収縮性心膜炎　187
充電時間　119
手術時の設定　122
手術台への移動　37
循環血液の希釈　204
循環停止　208
循環補助特性　141
順行性心筋保護　192
静脈圧　161, 207
静脈血酸素飽和度連続測定　71
除細動テスト　105
ショック抵抗　111
徐脈による症状　91
心筋炎　138
心筋虚血　143, 144
心筋梗塞　137, 138
心筋酸素消費量減少　21
心筋症　138
心筋保護　212
心筋保護液　212
心筋保護装置　80
シングルチャンバーシステム　97
心係数　182
人工心肺　73, 75, 191, 200, 203, 219
人工心肺回路　76
人工心肺装置　76, 81
人工心肺脱血管　191
人工心肺離脱時　121
人工肺後圧測定　69
人工肺前圧測定　69
人工肺（熱交換器）　76
人工肺の限界　218
心仕事量　6
心室後心房不応期　101
心室不応期　100
心臓刺激伝導系　89

心タンポナーデ　187
心停止下人工心肺　82
心電図　215
心電図入力　24
心内波高測定　111
心拍出量　3, 172
心拍動下人工心肺　81
心不全症状　91
心房キック　213
心房センス後AV間隔　100
心房ペース後AV間隔　100

す

スタンバイ　53

せ

正常洞調律　89
制動係数　154, 155, 156
生命維持管理装置　199
接続ミス　65
センシング閾値　111
センシングフェイラー　112
センシング不全　134
前壁虚血　144

そ

送血量低下　66
送脱血カニューレ　52
総ヘモグロビン　164

た

体外式ペースメーカ　89, 96, 103, 106
体外膜型肺　46
体血管抵抗係数　182
体動　161
大動脈弁閉鎖圧　29
体内式ペースメーカ　108
第Ⅱ誘導　144
体表面心電図による分類　93
タイミングサイクル　99
多極誘導　144

多源性心室頻拍　137
脱血圧測定　69
脱血回路　67
脱血カニューレ　206
脱血不良　65, 87, 206

ち

中心静脈血酸素飽和度　172
中心静脈の酸素飽和度　170
直流部分　157
貯血槽液面　87

つ

使い捨てパッド　125, 134

て

ディクロティックノッチ　148, 151
低酸素血症　159
低体温　207, 208
デフレーションのタイミング　215
デュアルチャンバーシステム　97
電気メス干渉　134
電気メスの影響　217
電源　36
電源確保　60
電池電圧　110

と

トゥイッチング　113
洞機能不全症候群　91
導入時　203
動脈圧トリガー　29
動脈圧入力　24
動脈圧波形　149, 150, 154
動脈血酸素分圧　158
動脈重複切痕　148
動脈フィルター　80
ドライサイド　204
トリガー選択　42
トリガー変更　38

に
二酸化炭素流量計　71

の
ノイズリダクション　218
ノイズリバージョン　123
ノイズレスポンス　123
脳灌流の低下　206
脳機能モニター　196
脳波　194

は
肺血管抵抗係数　182
肺動脈圧波形　177
肺動脈カテーテル　7
肺動脈カテーテルの合併症　189
肺毛細管楔入圧　175, 179
肺毛細管楔入圧波形　178
バックアップ　62
バルーン穿孔　40
バルーン選択　26
バルーンの充填量　216
パルスオキシメータ　157

ひ
ヒストグラム　109, 113
貧血　167, 168

ふ
不整脈　91, 143, 144
不適切作動　118
不適切なタイミング　32
部分体外循環　74, 82
フュージョンビート　128
プライミング　203
プライミングボリューム　203
ブラッドプライミング　203
フルオートマチックトリガー　32
プレコネクト回路　81
プレチスモグラフ　159
フロー　209, 210
フローの限界　218
プログラマー　109
ブロック部位による分類　94

へ
ペーシングトリガー　30
ペーシングフェイラー　132
ペーシング不全　132, 134
ペーシングリード抵抗の推移　111
ペーシング率　113
ペースメーカ　89, 213, 217
ペースメーカコード　97
ペースメーカチェック　124
ペースメーカモード　101
ベッド移動　61
ペナンブラ効果　161
ヘモグロビン濃度　164
ヘリウムガス　43
ヘリウムガス交換　36
ヘリウムガスボンベ残量　36

ほ
房室同期性　101
房室ブロック　93
保守点検　108
ボリューム　210

ま
マグネットレート　110
末梢循環　4
末梢循環不全　207
末梢低灌流　160
末梢動脈の波形　150
マンシェット　148

め
メトヘモグロビン　162, 164

ら
落差脱血方式　75

り
リード　97

リード穿孔　134
リード抵抗　135
リードの脱落　136
リザーバ　203
リザーバの水位　203
リザーバレベル　204
流量不足　86
臨床工学技士　199
臨床工学技士法　199

れ
零点校正　38
零点設定　151
レートヒステリシス機能　128
連携　201
連続心拍出量　175

わ
ワンド　108, 109

欧文

A
AAI　101
AAI⇆DDD　129
ACT　35, 57, 63, 85
ACTの確認　64
adenosine triphosphate　2
A-Pace　102
APVP　128
APVS　120
A-Sense　102
AS–VP　113
ASVP　126
AS–VS　113
ASVS　126
ATP　2
AVDELAY　128
AVI　100
AV間隔　100

C
CI　182, 185
COHb　164
CPB適応　141
CRT-D　103, 108, 116
CS_5誘導　144
CVP　185

D
DDD　102, 126
diastolic augmentation　17, 20, 184
dicrotic notch　29, 146, 161, 178
dystrophin　220
dystrophinの再分布　219

E
early goal-directed therapy　172
ECG外部入力　38
ECGトリガー　29
ECMO　46, 50, 67, 139
electric replacement indicator　130
end of life　130
EOL　130
ERI　130

F
FFP　214, 220
Forrester分類　185
forward flow　17

H
HHb　164
His束心電図　95

I
IABP　145, 150, 161, 184, 190, 215, 216
IABP適応　137
IABPのモニター表示　42
IABP補助率　39
ICD　103, 108, 111, 116, 117, 124
ICD植込み術　104

227

ICD不適切作動　133
L
LIX回路　81
LRI　99
Lung zone　181
M
MetHb　164
MRI検査　125
Murray score　140
O
off-pump CABG　216
O_2Hb　164
OPCABG　40
over sensing　123
P
pacemaker-medi-ated tachycardia　101
pAVI　100
persistent left superior vena cava　192
PCPS　5, 46, 50, 160, 184, 185, 218
PCPS回路　51
PCPS駆動装置　51
PCPS適応　138
PCPSとIABPの併用　6, 48
PCPS導入　138
PCWP　175, 179, 181, 186
perfusion index　157
PI　157
pleth variability index　159
PLSVC　192
preconditioning　219
PSA　104, 108, 134
PVARP　101
PVI　159
PVRI　182
R
R on T　105

Rubensteinの分類　92
S
saturation of arterial oxygen　158
Sa_{O_2}　158
sAVI　100
signal quality index　194
single chamber　106
SpHb値の精度　165
spike on T　105, 123, 133
SQI　194
SR　194
SSS　126
suppression ratio　194
Surviving Sepsis Campaign 2008　172
SVI　182
SVRI　182, 185
systolic unloading　17, 20, 185
T
TEE　145
tHb　164
tHb値の精度　165
T wave over-sensing　118
T字送血　64
V
VDD　102
ventricular rate regulation機能　130
VOO　218
V-Pace　102
VRP　100
VRR機能　130
V-Sense　102
VVI　101
W
weaning　203, 209, 212, 213
Z
ZONE設定　117

循環補助装置：The first step
──麻酔科医とMEの役割──　　　　　　　　　　　　　〈検印省略〉

2013年 3月11日　第1版第1刷発行

定価（本体 5,600 円＋税）

　　　　　　　　監修者　坂本篤裕
　　　　　　　　編集者　金　　徹
　　　　　　　　発行者　今井　良
　　　　　　　　発行所　克誠堂出版株式会社
　　　　　　　　〒 113-0033　東京都文京区本郷 3-23-5-202
　　　　　　　　電話 (03) 3811-0005　振替 00180 0 196804
　　　　　　　　URL　http://www.kokuseido.co.jp

ISBN978-4-7719-0406-4　C3047　￥5600E　　　　　印刷　日経印刷株式会社
Printed in Japan　© Atsuhiro Sakamoto, Chol Kim, 2013

・本書の複製権・翻訳権・上映権・譲渡権・公衆送信権（送信可能化権を含む）は克誠堂出版株式会社が保有します。
・JCOPY ＜(社)出版者著作権管理機構　委託出版物＞
本書の無断複写は著作権法上での例外を除き禁じられています。複写される場合は，そのつど事前に(社)出版者著作権管理機構（電話 03-3513-6969，Fax 03-3513-6979，e-mail：info@jcopy.or.jp）の許諾を得てください。